神农本草经药物解读

——从形味性效到临床(4)

顾　问　孙光荣

主　编　祝之友

副主编　张德鸿　祝庆明

编　者　李杨郑　倩　李领娥
　　　　杨建宇　赵玉珍　马希林

人民卫生出版社

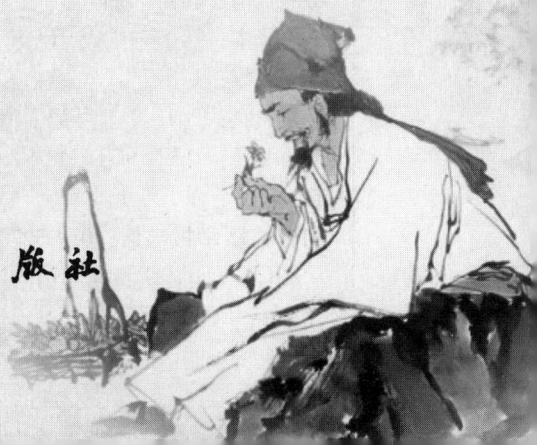

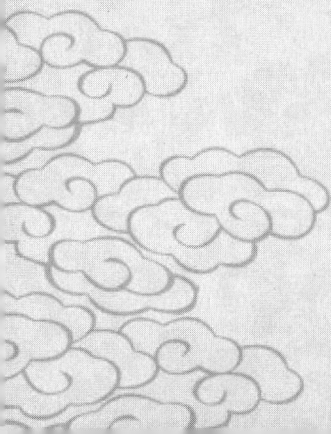

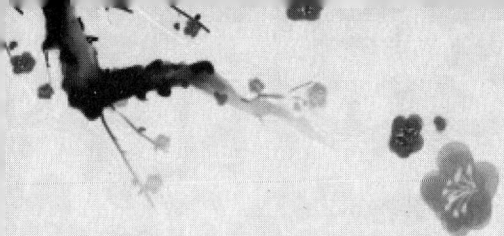

图书在版编目(CIP)数据

神农本草经药物解读:从形味性效到临床.4/祝之友主编.
—北京:人民卫生出版社,2018

ISBN 978-7-117-27345-9

Ⅰ.①神… Ⅱ.①祝… Ⅲ.①《神农本草经》-研究
Ⅳ.①R281.2

中国版本图书馆 CIP 数据核字(2018)第 196190 号

人卫智网	www.ipmph.com	医学教育、学术、考试、健康,
		购书智慧智能综合服务平台
人卫官网	www.pmph.com	人卫官方资讯发布平台

神农本草经药物解读——从形味性效到临床(4)

主　　编:祝之友

出版发行:人民卫生出版社 (中继线 010-59780011)

地　　址:北京市朝阳区潘家园南里 19 号

邮　　编:100021

E - mail:pmph @ pmph. com

购书热线:010-59787592　010-59787584　010-65264830

印　　刷:北京铭成印刷有限公司

经　　销:新华书店

开　　本:710×1000　1/16　印张:12

字　　数:185 千字

版　　次:2018 年 9 月第 1 版　2024 年 10 月第 1 版第 6 次印刷

标准书号:ISBN 978-7-117-27345-9

定　　价:38.00 元

打击盗版举报电话:010-59787491　E-mail:WQ @ pmph.com
(凡属印装质量问题请与本社市场营销中心联系退换)

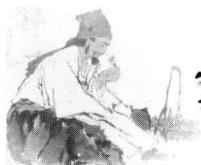

前　言

　　《神农本草经》(简称《本经》)是我国亦是世界上最古老的药物学典籍之一,是中医药四大经典著作(《黄帝内经》《神农本草经》《难经》《伤寒杂病论》)之一。所载药物之功效与主治是其主要内容,另有药物正名、性味、主治、异名、产地、采收季节,以及用法、用量、剂型、七情畏恶、所附方剂、服用方法等。中医药界对其研究者甚多。

　　自宋代始,有多种版本的《神农本草经》辑复本面世,如清·孙星衍等《神农本草经》、清·黄奭《神农本草经》、清·陈念祖(陈修园)《神农本草经读》、清·叶桂(叶天士)《本草经解》等。自 20 世纪以来,对《神农本草经》的研究成果颇丰,如尚志钧校点《神农本草经》、曹元宇辑校《本草经》、张树生等主编的《神农本草经贯通》、叶显纯等所著《神农本草经临证发微》、张登本的《全注全译神农本草经》,以及最近才出版的宋永刚《神农本草经讲读》等。但这些版本都有一个共同的特点——不注重中药品种理论的研究,有的甚至与《神农本草经》的本义相差甚远。

　　随着对《伤寒杂病论》的研究深入和"读经典"的提倡,中医药界已经开始重视对《神农本草经》的研读,在还原《伤寒杂病论》和《神农本草经》中药物的本来面貌方面,已经取得很多突破性进展。中医界已开始注重中药品种理论的研究,《神农本草经》的价值已逐渐显现。不断积累的临床经验使《神农本草经》的很多记载得到证实,如半夏主"咽喉肿痛",厚朴主"气血痹",桔梗主"胸胁痛如刀刺",甘草主"金疮肿",麻黄主"破癥坚积聚",芍药主"利小便",苦参主"溺有余沥"而逐水,桂枝(肉桂)主"上气咳逆,结气喉痹",白芷主"女人漏下赤白,血闭阴肿",柴胡主"推陈致新",天花粉可"续绝伤",玄参治"女子产乳余疾,补肾气",大黄能"调中化食,安和五脏",独活主"金疮、奔豚、女子疝瘕",乌头治"咳逆上气",茯苓治"寒热烦满咳逆",天麻可"补益身体"等。

　　值得一提的是,《神农本草经·序录》是较为全面、系统、纲领性的临床中药学综合性经典论著,全文共 755 字,它奠定了中医药临床药学的理论基础和内容框架。历代中药本草文献对该序录全文均有转载、注释和研究,如《新修本草》《证类本草》《本草纲目》等,对《神农本草经》的注释亦有很多版本,如清·张璐《本经逢原》,清·张志聪(张隐庵)《本草崇原》,仅名称和个别文字、标点符号略有差异。历代本草文献均遵《神农本草经》:"凡药,上者养命,中药养性,下药养病。"

　　要学习好中医药,必须要读经典。要读《黄帝内经》《伤寒杂病论》《神农本草经》,不仅要读,而且要精读。《伤寒杂病论》方证源于神农时代,《神农本草经》标志了经方的起源。

　　《神农本草经》的主要内容是中药的功效与应用,其内容丰富,然文辞古奥,大多数学者很难读懂全文,特别是现代年轻的中医药工作者,能读完《神农本草经》,也不一定能理解透彻,有的望文生义或望名生义,更谈不上融会贯通,学以致用,所以造成了很多学习中医、中药的人员不理解《神农本草经》,而只能参考一些后世医药学家的相关本草书籍和现代中药教科书。更有调查显示,有相当一部分中医药人员没有读过《神农本草经》,正如清代名医张志聪在其《本草崇原》自序中所言,《本经》"词古义深,难于窥测,后人纂集药性,不明《本经》,但言某药治某病,某病须某药,不探其原,只言其治,是药用也,非药性也。知其性而用之,则用之有本,神变无方;袭其用而用之,则用之无本,窒碍难通"。

　　《神农本草经》序录,反复强调辨证用药原则。可见,《神农本草经》是一部着眼于临床实践,教导人用药治病的医药图书,而不是被误解为单纯讲中药的药书。相反,现代很多与中药相关的教科书背离了《神农本草经》的原意。《神农本草经》序录强调辨证用药原则,经文则主要讲单味药之功效。其核心是讲解每一味药物的形、色、气、味,并对"大病"(常见病)辨证分型,对症用药。根据病位不同,药物的气、味不同,所用药物就有所不同。这表现在 365 种药物的论述之中。

　　《神农本草经》应用每一单味药或单方治病,均是从我们祖先的养身保健、防病治病的经验中总结而来,而张机(张仲景)所著《伤寒杂病论》复方证中各药物的解读均源于《神农本草经》的单方药疗理论。现在有的教科书对经方的解读,并没有用《神农本草经》的药理去解读,在一定意义上,我们现代医药人并没有首先继承《伤寒杂病论》和《神农本草经》的根本,有的甚至完全曲解了经方理意。如桂枝汤、金匮肾气丸等方所用的桂枝,不是用肉桂本意去解读,而是用清代才在临床上投入使用的桂枝枝条入药去解读。如果用《伤寒杂病论》和《神农本草经》互解,必定给现代教科书(如《方剂学》)带来一个翻天覆地的改变。

正如著名中医学家孙启明教授所说:"千百年来,《伤寒论》注家几百家,他们研究《伤寒论》时,只抓住'方和证'的研究,而忽略了'方和药'的研究,尤其是方和药物品种的研究,这是中医传统研究课题中的一大疏漏。"孙老又说:"从来的中医名家,大多数人只知道疏方而识药物。伤寒注家们从来也没有注解《伤寒论》大、小柴胡汤中的柴胡是什么品种。"这种"方未变而药多变"的特殊发展,造成了古方、经方与用药之间的脱节,造成了医方与用药的矛盾。如《伤寒论》中众多经典名方至今未变,但其临床用药却被"偷换"了药物概念。

《神农本草经》及以后的《本草经集注》《新修本草》《证类本草》《本草纲目》等,多为综合性本草,讲中药的名称(包括别称)、植物形态、产地、生境、加工(修治)炮制、性味、功用、主治病证、附方等。但是距离现代越近的本草文献,其叠加(滚雪球)式发展就越重。同时,背离《神农本草经》之根本就越远。而现代人讨论临床用药时的引经据典,又往往追溯至某篇文献,虽然某药出自《神农本草经》,但并没有道出《神农本草经》之核心意义。

相比其他类型的本草文献,如各种《伤寒论》注解本,《神农本草经》的注解本,如《本草衍义》《本草原始》《本经疏证》等,属于应用类型的本草文献,均是录用《神农本草经》所载药物之名或有关文字而阐发个人的临床用药心得或相互评论,还是未能追根溯源,阐明《神农本草经》的根本含义。对于《神农本草经》所强调的五气五味、用药法度之核心,并没有做到真正的解读。

《神农本草经》所载药物,根据其序录的内容玄机:依据药物形,推断药物作用;依据药物的味,则可辨药物的作用部位;依据药物的色可辨明药物的作用趋向(药物的归经);依据药物的气(药气),就可知道药物的阴阳属性等。笔者认为,《神农本草经》的精髓是讲中药的形、色、气(药气)、味,现代中医药人对此往往容易忽视。

笔者认为,要读经典,就要还原《伤寒杂病论》和《神农本草经》的本来面貌,要注意以下两个要点:①要以经方来解读《神农本草经》之功效主治;②要用《神农本草经》之意来推衍经方之用与配伍。唯有如此,方能继承和正确解读经典之奥秘,阐明中医用药之准绳。

笔者参阅清·孙星衍、孙冯翼辑《神农本草经》(人民卫生出版社,1963);清·黄奭辑《神农本草经》(中医古籍出版社,1982);曹元宇辑校《本草经》(上海科学技术出版社,1987);尚志钧等整理《神农本草经》(尚志钧,翟双庆,等整理. 中医八大经典全注:华夏出版社,1994);梁·陶弘景《本草经集注》(尚志钧,尚元胜,辑校:人民卫生出版社,1994)等文献,对《神农本草经》序录和其所收载常用中药的品种及临床性能、功效进行学习和研究,可供中药临床药学人员学习参考。

我们预计将《神农本草经》所载药物全部解读,分集出版。

本书若有错误和观点偏颇之处,敬请读者斧正,深表感谢。

全国名老中医药专家传承工作室　祝之友

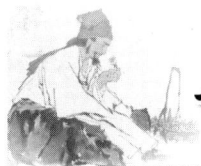

凡　例

古人云："读仲圣书而不先辨本草,犹航断港绝潢而望至于海也。夫辨本草者,医学之始基。"（清·周岩《本草思辨录》自序）又云："人知辨证之难,甚于辨药;孰知方之不效,由于不识证者半,由于不识药者亦半。证识矣而药不当,非特不效,抑且贻害。"

中医学的两大重要支柱:医和药。医则其道,药则其术。医之本在《黄帝内经》,药之本在《神农本草经》。

清代名医邹澍在其《本经疏证》序例中云："医道之见于载籍者,《灵枢》《素问》《难经》而上,《神农本草经》为最古,诸经所论在审病,《本经》所论者在主治,道实相为表里。"

值得引人深思的问题是,《神农本草经》对药物的认识与当今药物作用的联系很容易被人们忽略,即便有时产生一些联系,也往往只是只言片语的引用而已。现代人只注重当代,忽略与药物发展的历史联系,这种认识是肤浅的、不全面的,它会直接影响对某些药物功能的全面和正确理解。现今,要注重对《神农本草经》的重新认识和解读。如《神农本草经》所载半夏主"咽喉肿痛",厚朴主"气血痹",桔梗主"胸胁痛如刀刺",甘草主"金疮肿",当归主"咳逆上气",麻黄主"破癥坚积聚",芍药主"利小便",苦参主治"妊娠小便难,饮食如故""逐水""主溺有余沥"等,都能在经方如半夏厚朴汤、桔梗汤、真武汤、当归贝母苦参丸等中得到验证。

为了促进临床中药学人才基础知识的学习和基本技能的提高,增加对《神农本草经》药物的全面了解,笔者将多年教学讲稿和学习心得整理成册,供同道学习参考,亦可供临床医师参考。

药物名称:以《神农本草经》（以下称《本经》）所载名称为准。

本经要义:以《本经》（孙本）原文为准,参考其他版本解读。

因目前临床中药从业人员中医临床知识欠缺,为帮助临床药学人员掌握更多的中医临床知识,在解读经文时尽量做到详解本意,并尽量标明出处及原文,以利于后学者参阅,发挥引路作用。为了便于加深对经典的学习,有些字、词做必要的解读。

处方用名:以《中华人民共和国药典》2015 年版收载名称为准。

性味归经、功能主治:以《中华人民共和国药典》2015 年版为准,作为对《本经》的对照学习。

鉴别要点:主要考虑到临床中药从业人员接触的多为中药饮片,很少接触原生药材,故学习和掌握中药材鉴别要点,有利于更进一步准确地鉴别中药饮片质量。

中药饮片鉴别是医院临床中药从业人员的重点学习内容,只有保证了中药饮片质量,才能确保中医临床疗效,有利于中医中药的发展。

拓展阅读:中医药文化的精髓,要好好学习和掌握,尽管科技发展到今天,有先进的仪器设备,但仍无法代替传统的经验鉴别方法。传统经验鉴别是基层临床中药师最实用、最简捷的鉴别方法,应努力学习和掌握。

注意事项:注意事项是临床中药从业人员尤其是临床中药师必须要掌握的内容,亦是中医中药的核心要点,对提高中医临床疗效非常重要。

医籍选论:主要选择清代名家张志聪、叶桂、陈念祖(陈修园)、黄玉璐(黄元御)、徐大椿(徐灵胎)等对《本经》的解读,相互参阅,以加深对经文的理解,亦即对中医药有真正意义的中药药理学的学习和解读。

需要说明的是,本书所引用文献,因在全书多次出现,又广为人知,故不在页脚逐条列出,而以书名(如《素问》《医学衷中参西录》等)或作者名(如张锡纯、陶弘景等)代替。

黄帝内经素问(影印本)[M].北京:人民卫生出版社,1963.

隋·巢元方.诸病源候论(影印本)[M].北京:人民卫生出版社,1955.

张锡纯.医学衷中参西录[M].2 版.石家庄:河北人民出版社,1974.

梁·陶弘景.尚志钧,尚元盛,辑校.本草经集注(辑校本)[M].北京:人民卫生出版社,1994.

周仲瑛.中医内科学[M].北京:人民卫生出版社,1988.

战国·秦越人.难经[M].北京:人民卫生出版社,2004.

金匮要略方论[M].北京:人民卫生出版社,1963.

晋·葛洪.肘后备急方[M].广州:广东科技出版社,2012.

唐·孙思邈. 备急千金要方(影印本)[M]. 北京:人民卫生出版社,1982.

唐·甄权. 尚志钧,辑释. 药性论[M]. 合肥:安徽科学技术出版社,2006.

唐·苏敬. 尚志钧,辑校. 新修本草[M]. 合肥:安徽科学技术出版社,2004.

唐·王焘. 外台秘要(影印本)[M]. 北京:人民卫生出版社,1955.

五代·韩保昇. 尚志钧,辑释. 蜀本草[M]. 合肥:安徽科学技术出版社,2005.

宋·苏颂. 胡乃长,王致谱,辑注. 图经本草[M]. 福州:福建科学技术出版社,1988.

明·张介宾. 景岳全书[M]. 上海:上海科学技术出版社,1995.

梁·陶弘景. 名医别录[M]. 北京:人民卫生出版社,1986.

宋·寇宗奭. 本草衍义[M]. 北京:商务印书馆,1957.

五代·吴越. 尚志钧,辑释. 日华子本草[M]. 合肥:安徽科学技术出版社,2005.

明·李时珍. 本草纲目(影印本)[M]. 北京:人民卫生出版社,1957.

琉球·吴继志. 质问本草(影印本)[M]. 北京:中医古籍出版社,1984.

明·陈嘉谟. 周超凡,陈湘萍,王淑民,点校. 本草蒙筌[M]. 北京:人民卫生出版社,1988.

清·徐大椿. 徐大椿医书全集[M]. 北京:人民卫生出版社,1988.

明·卢之颐. 冷方南,王齐南,校点. 本草乘雅半偈[M]. 北京:人民卫生出版社,1986.

明·傅仁宇. 审视瑶函[M]. 上海:上海人民出版社;1959.

中华人民共和国卫生部药政管理局,中国药品生物制品检定所. 中药材手册[S]. 北京:人民卫生出版社,1990.

王洪图. 难经白话解[M]. 北京:人民卫生出版社,2004.

王洪图. 黄帝内经灵枢白话解[M]. 北京:人民卫生出版社,2004.

曹炳章,编著. 刘德荣,点校. 增订伪药条辨[M]. 福州:福建科学技术出版社,2004.

李培生. 伤寒论讲义[M]. 上海:上海科学技术出版社,1985.

曹元宇,辑注. 本草经[M]. 上海:上海科学技术出版社,1987.

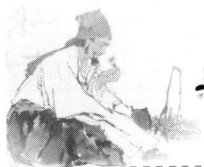

导 读

　　《神农本草经》(以下简称《本经》)建立了中药药性理论体系,建立了中药从产地、采收到加工炮制的临床用药原则,且确保用药安全、有效。《本经》以《黄帝内经》为理论指导,治病求本,明白告诫中医药人:**药物的有效性和安全性是核心问题**。《序录》全文 755 字,共 12 条经文,内容丰富,独创了中药三品分类法,尤其是对中药五气、五味的建立和阐述。

　　★《神农本草经》三品分类法

　　《本经》三品分类法,是将药物分为上、中、下 3 类,并明确指出:上药 120 种为君,主养命以应天;中药 120 种为臣,主养性以应人;下药 125 种为佐使,主治病以应地。

　　君、臣、佐、使本指国家官系等级层次,只有各个层次发挥各自作用,才能构成完整的有机国家社会。如同《素问》灵兰秘典论篇中,十二脏腑之功能、地位及相互关联,不单是一个生理学、生命学和生物学问题,它涵盖了很重要的社会问题,透过生理现象映射出一定的社会问题,而通过社会现象的研究反过来促进生理问题的认识,向我们展示了社会医学模式。

　　《素问》宝命全形论篇云:"天覆地载,万物悉备,莫贵于人,人以天地之气生,四时之法成……人生于地,悬命于天,天地合气,命之曰人。人能应四时者,天地为之父母(天地就是养育人类的父母)……"天、地、人三者和谐相处,演化出自然界和人类社会。《神农本草经·序录》将中药三品匹配成君、臣、佐、使的不同地位,与天地人相应进行不同的联系,是用中国古代哲学类比思想和整体观进行推论。《神农本草经》药物的分类方法与国家官系匹配,自然是上品药为君,中品药为臣,下品药为佐使。三品药与天地人相应的根本原因,实际上遵从了陶弘景在《本草经集注》中的解释,"上品药养命,而天道仁育,故云应天;中品药养性,而人怀性情,故云应人;下品药主治病,而地体收杀,故云应地"。现代中医临床药学认为,君药的作用是针对病因的主证,又称之为主药;臣药的作用是辅助君药针对病因和主证,又称之为辅药;佐药是治疗兼证,抑制主、辅药不良反应,协助主、辅药发挥治疗作用;使药可引经、调和、矫味、发挥次要作用。诸药合用,共达安全、有效的最佳结果。

值得注意的是,今天看来,君、臣、佐、使药不是一成不变的,在某种情况下可互为转换,所以古之中药上、中、下三品,不是上、中、下三等。古之先辈早有告诫:药无贵贱,能愈疾者皆为良药也。

★《神农本草经》临床药学八原则

1. 阴干暴干,采治时月,土地所出,真伪新陈,并各有法度的采收加工原则。

2. 有毒宜制的炮制原则。

3. 治热以寒药、治寒以热药的原则。

4. 药物的七情和合,当用相须、相使者良,勿用相恶、相反的配伍原则。

5. 君、臣、佐、使的组方原则。

6. 药有宜丸者、宜散者、宜水煮者、宜酒渍者、宜膏煎者等,并随药性,不得违越的剂型选择原则。

7. 用药剂量,先起用量如高粱子,从小剂量开始,逐渐增加剂量的毒性药物之用量原则。

8. 根据病情确定服药时间(时间药疗学)原则。

★《神农本草经》首次列出中医疾病谱

序录中列出了约40种主要疾病,反映了东汉时期中医临床医学水平,且准确总结出各种病证,并给予针对性的治疗方案。

★ 总结出了中药临床药学的基本内容体系

中药药性理论 药物性味、有毒无毒、功能主治、加工炮制、制剂等。

中药生产知识 产地(道地药材)、采收、加工、炮制、制剂等。

临床用药原则 治则、配伍、组方、剂型选择等,以及毒性药物的用量和使用原则、服药时间(时辰药理学)。

中药临床药学的核心问题 确保用药安全有效。

学习《神农本草经》注意三种情况

第一,《本经》部分药物名称、品种和入药部位已发生了历史变迁,如桂枝、枳实、威灵仙、人参等。

第二,《本经》部分药物名称、品种和入药部位、临床性效未发生任何变迁,一直沿用至今,如当归、黄芪、柴胡等。但有些药物的特殊临床作用被当前中医药人所遗忘,如当归、玄参、地黄、柴胡等。

第三,《本经》部分药物的名称未发生变化,一直沿用至今,但其品种、入药部位、临床性效已发生变异,如续断、芍药、阿胶、陈皮、黄芪、黄精、玉竹等。

对上述三种情况,我们的临床医生,特别是高年资临床医生要重视,要精读《本经》,因为《本经》标志了经方的起源,《伤寒杂病论》方证源于《本经》。

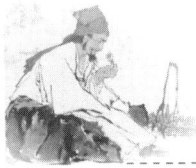

目　录

目录

※【经文】

上藥一百二十種，爲君，主養命以應天，無毒。多服、久服不傷人。欲輕身益氣，不老延年者，本上經。

中藥一百二十種，爲臣。主養性以應人，無毒、有毒。斟酌其宜。欲遏病補羸者，本中經。

下藥一百二十五種，爲佐使。主治病以應地。多毒，不可久服。欲除寒熱邪氣，破積聚，愈疾者，本下經。

藥有君臣佐使，以相宣攝合和。宜用一君、二臣、三佐、五使，又可一君、三臣、九佐使也。

【经文】

上药一百二十种，为君，主养命以应天，无毒。多服、久服不伤人。欲轻身益气，不老延年者，本上经。

中药一百二十种，为臣。主养性以应人，无毒、有毒。斟酌其宜。欲遏病补羸者，本中经。

下药一百二十五种，为佐使。主治病以应地。多毒，不可久服。欲除寒热邪气，破积聚，愈疾者，本下经。

药有君臣佐使，以相宣摄合和。宜用一君、二臣、三佐、五使，又可一君、三臣、九佐使也。

本经要义

上品药共 120 种，为君药。用于保养生命以与天相应。这类药没有毒性，多服、久服都不会伤害身体。如果想要身体健康、强健有力、长生不老、延年益寿，就选用《本经》上品药物。

中品药共 120 种，为臣药。用于保养情志以与人相应。这类药物有的无毒，有的有毒，临床中应仔细斟酌选用。如果想遏制疾病的发展，补虚扶弱，就选用《本经》中品药物。

下品药共 125 种，为佐使药。用于治疗疾病以与地相应。这类药多具有毒性，不可多服、久服。如果想祛除寒热病邪，消除癥瘕积聚，治愈疾病，就要选用《本经》下品药物。

中药治病，有君、臣、佐、使的组方原则，汤方中药物之间相互补充制约，能够降低不良反应，增加疗效。组方配伍时，宜用一味君药、二味臣药、三味佐药、五味使药，又可以用一味君药、三味臣药、九味佐使药等配合使用。

【按】

1. 陶弘景云："下品药性，专主攻击，毒烈之气，倾损中和，不可常服，疾愈即止。"

2.《难经》："痛有定位为积，无定位为聚。"

3.《金匮要略》有"五脏风寒积聚病篇"。

4.《素问》至真要大论篇："主病之谓君，佐君之谓臣，应臣之谓使，非上中下三品之谓也。"

藥有陰陽配合，子母兄弟，根莖華實，草石骨肉。有單行者，有相須者，有相使者，有相畏者，有相惡者，有相反者，有相殺者。凡此七情，合和時之當用。相須相使者良。勿用相惡者，若有毒宜制，可用相畏相殺者。不爾，勿合用也。

藥有酸、咸、甘、苦、辛五味，又有寒、熱、溫、涼四氣，及有毒、無毒、陰乾暴幹，采造時月，生熟土地，所出真僞陳新，並各有法。

藥性有宜丸者，宜散者，宜水煎者，宜酒漬者，宜膏煎者。亦有一物兼宜者，亦有不可入湯酒者，並隨藥性，不得違越。

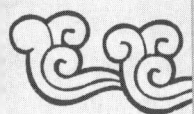

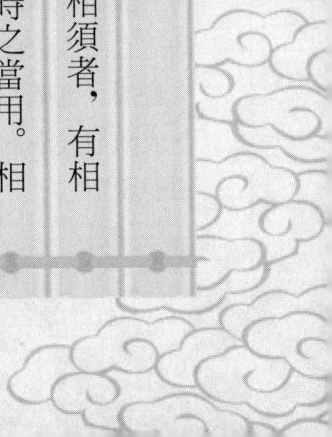

【经文】

药有阴阳配合，子母兄弟，根茎华实，草石骨肉。有单行者，有相须者，有相使者，有相畏者，有相恶者，有相反者，有相杀者。凡此七情，合和时之当用。相须相使者良。勿用相反者，若有毒宜制，可用相畏相杀者。不尔，勿合用也。

药有酸、咸、甘、苦、辛五味，又有寒、热、温、凉四气，及有毒、无毒，阴干暴干，采造时月，生熟土地，所出真伪陈新，并各有法。

药性有宜丸者，宜散者，宜水煎者，宜酒渍者，宜膏煎者。亦有一物兼宜者，亦有不可入汤酒者，并随药性，不得违越。

本经要义

药物有阴阳属性的不同特性（药物之升散为阳，涌泄为阴；辛甘热者为阳，苦酸咸者为阴；味厚者为阳，味薄者为阴；行气分者为阳，行血分者为阴……），有同基原不同入药部位，如同母子骨肉关系；有相近基原不同品种的药物，如同兄弟、同胞兄弟；有根、茎、叶、花、果实、全草、矿石、动物骨骼、动物全体等不同来源和入药部位。用这些药物治病，有用单味药，也有用两味合用的相须、相使、相畏、相恶、相反、相杀的不同配伍方法。这七种配伍方法，称之为中药七情，临床配伍应用时要正确选择。相须、相使配伍方法最好，不要选用相恶、相反的配伍方法。如果使用的药物有毒，要进行加工炮制，还可用相畏、相杀的配伍方法来消除或降低其毒性。不然，就不要配合使用，防止出差错事故。

中药有酸、咸、甘、苦、辛五味，又有寒、热、温、凉四性，以及有毒、无毒和阴干、晒干之分，采集加工有不同季节和时间，有不同的产地，还有真伪鉴别，新采收的和陈旧药的不同，生品和炮制品的不同。全部药物有各自的本来属性和采集加工炮制方法与质量要求。

药物的使用有多种剂型。有的适宜制成丸剂，有的适宜制成散剂，有的适宜制成水煎汤剂，有的适宜用酒渍制成酒剂，有的适宜煎煮浓缩制成滋膏剂。也有一种药物根据临床需要可制成多种剂型。有的药物不适宜制成汤剂或酒剂。要根据药物的各自性质特点来选择剂型，不得违背这一用药原则。

【按】

1. 中药七情，只是在《本经》序言中所言，在正文中未提及。

2. 读《本经》所述药物为寒、热、温、凉、平五性,寒、热、温、凉四气为《本经》时代,后人所加。

3. 陶弘景在其《本草经集注》中云:"病有宜服丸者,宜服散者,宜服汤者,宜服酒者,宜服膏煎者,亦兼参用,察病之源,以为其制耳。"中药汤剂效速,散剂、丸剂效缓,故张仲景《伤寒论》同一处方,按病情和药性,作汤剂或作丸剂,理法严整。正是"察病之源,以为其制耳"。

欲療病先察其原，先候病機，五臟未虛，六腑未竭，血脈未亂，精神未散，服藥必活。若病已成，可得半愈。病勢已過，命將難全。

若用毒藥療病，先去如黍粟，病去即止。不去，倍之；不去，十之；取去為度。

療寒以熱藥，療熱以寒藥。飲食不消以吐下藥，鬼注（疰）蠱毒，以毒藥；癰腫創瘤，以創藥。風濕，以風濕藥，各隨其所宜。

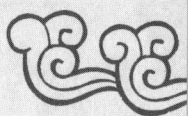

【经文】

欲疗病先察其原，先候病机，五脏未虚，六腑未竭，血脉未乱，精神未散，服药必活。若病已成，可得半愈。病势已过，命将难全。

若用毒药疗病，先去如黍粟，病去即止。不去，倍之；不去，十之；取去为度。

疗寒以热药，疗热以寒药。饮食不消以吐下药，鬼注（痊）蛊毒，以毒药；痈肿创瘤，以创药。风湿，以风湿药，各随其所宜。

本经要义

要想治病，应先查清疾病的原因，把握疾病的发病机制和变化规律。只要五脏功能未虚，六腑功能未衰竭，血脉流通正常，没有出现紊乱，精气神正常，均未受影响，服用适宜的药物必然就有效。如果疾病已经形成，服用适宜的药物，疾病也可好一半。如果疾病已很严重了，治疗起来就很困难，生命就难以挽救。

如果用有毒药治病，最初剂量宜小，如籼米大小剂量，病情好了，就要即时停药，不必尽剂。若病没有好转，可增加一倍剂量；若病还不见好转，可再增大剂量，直到病愈为止。

治疗寒证病变使用温热性质的药物；治疗热性病变选用寒凉性质的药物。治疗痰饮食积的疾病选用涌吐或泻下的药物；治疗肺痨和寄生虫病变就选用具有一定毒性的《本经》下药；治疗痈肿疮毒、肿块方面的疾病就选用治疗痈肿疮毒药物；治疗风寒湿痹疾病，就选用祛风除湿药。根据各种疾病不同的病因和临床症状选择有针对性的药物和治疗方法。

【按】

1.《素问·脉要精微论》篇："夫脉者，血之府也，长则气治，短则气病，数则烦心，大则病进，上盛则气高，下盛则气胀，代则气衰，细则气少，涩则心痛，浑浑革至如涌泉，病进而色弊，绵绵其去如弦绝，死。"曹元宇："五脏藏精气，六腑受水谷，精气未虚，水谷未竭，尚有可为，既虚而竭，则无能为力矣。"

2. 第二段经文言药物剂量关系，恐过剂伤人，即非毒药，亦应该病却即止，不必尽剂。仲景汤方用，每每如此。

3. 黍粟，并非黍和粟，乃籼米，即高粱子。《博物志》云："孝元景宁元年,南阳郡内雨谷,小者如黍粟而青黑。"

4. 关于药物用量之大小。陶弘景在《本草经集注》中云:"一物一毒,服一丸如细麻(胡麻);二物一毒,服二丸如大麻;三物一毒,服三丸如小豆;四物一毒,服四丸如大豆;五物一毒,服五丸如兔矢;六物一毒,服六丸如梧子。从此至十,皆如梧子,以数为丸。"

5.《黄帝内经·素问》云:"治寒以热,治热以寒""其高者因而越之"(吐法),"其下者引而竭之"(攻下法)。

6. "创"为"疮"之古字。古称疮者,为痈肿、疱、瘤等多种疾病。

7. 风与湿,俱为六淫所致。《黄帝内经·素问》云:"风者百病之长。"风与湿,常成痹证。

病在胸膈以上者，先食後服藥；病在心腹以下者，先服藥而後食；病在四肢血脈者，宜空腹而在旦；病在骨髓者，宜飽滿而在夜。

夫大病之主，有中風傷寒，寒熱溫瘧，中惡霍亂，大腹水腫，腸澼下利，大小便不通，賁肫，上氣，咳逆，嘔吐，黃疸，消渴，留飲，癖食，堅積，癥瘕，驚邪，癲病，鬼疰，喉痺，齒痛，耳聾，目盲，金創，踒折，癰腫，惡創，痔瘻，癭瘤。男子五勞七傷，虛乏羸瘦，女子帶下崩中，血閉陰蝕，蟲蛇蠱毒所傷。此大略宗兆。其間變動枝葉，各宜依端緒以取之。

【经文】

病在胸膈以上者，先食后服药；病在心腹以下者，先服药而后食；病在四肢血脉者，宜空腹而在旦；病在骨髓者，宜饱满而在夜。

夫大病之主，有中风伤寒，寒热温疟，中恶霍乱，大腹水肿，肠澼下利，大小便不通，贲肫，上气，咳逆，呕吐，黄疸，消渴，留饮，癖食，坚积，癥瘕，惊邪，瘨痫，鬼疰，喉痹，齿痛，耳聋，目盲，金创，踒折，痈肿，恶创，痔瘘，瘿瘤。男子五劳七伤，虚乏羸瘦，女子带下崩中，血闭阴蚀，虫蛇蛊毒所伤。此大略宗兆。其间变动枝叶，各宜依端绪以取之。

本经要义

病位在胸膈以上者，宜饭后服药，病位在心腹以下的，宜饭前服药；病位在四肢血脉，宜早晨空腹时服药；病位在体内深达骨髓时，宜晚上加食后服药。

《本经》所言服药方法，后世已有改变。现代服药方法更为科学："食前服"，在食前先服药；"食后服"，食后再服药；"以食物压下"，即服药后，即进食；"食远服"，两餐之间，即空腹时服药。另外还有，多次分服、频服、含化服等。

常见的主要疾病有伤风、伤寒、寒热、疟疾（温疟）、中恶、霍乱、大腹膨胀、腹泻、痢疾、便秘、尿闭、奔豚、咳嗽、气喘、呕吐、黄疸、消渴、悬饮、食积、厌食、气滞、气郁、惊风、癫痫、肺痨、喉痹、牙痛、耳聋、视物昏花、青盲、外伤、骨折、跌打损伤、痈肿疮毒、痔瘘、瘿瘤；男子五劳七伤、虚弱消瘦：女子带下、崩漏、经闭、阴蚀阴痒、虫蛇咬伤、虫蛇咬伤、虫积膨胀等。主要疾病大概就是这些。总之疾病的变化和一些次要病证，都要根据病因，采用针对性的不同方法和药物治疗。

【按】

1. "大病之主"，作"主要之病"解。

2. "中风"作"伤风"解，不作"脑卒中"（脑出血）解。

3. 中恶，古病名，其主要证候：猝然发病，寒热，心腹痛，全身痛，吐血下血，气息不通，大小便闭，角弓反张等。

4. 霍乱为暴吐暴利之病。古代所谓："清气与浊气相干，乱于肠胃，则为霍乱。"或云："阳气欲升，阴气欲降，阴阳乖隔变为吐利。"即现代之因肠胃炎等病又吐又泻,亦为霍乱。

5. 肠澼,即肠道或内痔出血由肛门而泻下;下利,有水谷痢、血痢、赤痢、白痢、休息痢、噤口痢等。

6. 贲肫,即奔豚病。

7. 上气,"为邪搏于气,气壅不得宣发,是为有余,故咳嗽而上气"。

8. 癖食,留饮癖食,食物不消,积于肠胃之病。留饮,为痰饮之积聚;癖食,即食物不化。

9. 癥瘕与积聚同义。癥者真也,相当于积;瘕者假也,相当于聚。

10. 五劳(痨),五脏之劳,即心劳、肺劳、脾劳、肾劳、肝劳。《素问》宣明五气篇:"久视伤血(心),久卧伤气(肺),久坐伤肉(脾),久力伤骨(肾),久行伤筋(肝),是谓五劳所伤。"

11. 七伤,为肝伤、心伤、脾伤、肺伤、肾伤、骨伤、脉伤,表里受病。《外台秘要》:"七伤之病为阴汗、阴衰、精清、精少、阴下湿痒、小便数少、阴痿。"

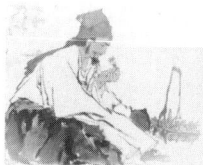

沙参 Shashen

【处方用名】南沙参——桔梗科 Campanulaceae.

【经文】沙参，味苦微寒。主血积惊气，除寒热，补中，益肺气，久服利人。一名知母，生川谷。

本经要义

沙参：沙参有南沙参、北沙参之分。《本经》未言南沙参、北沙参之别。

沙参品种古本草溯源

《名医别录》："沙参，无毒。主治胃痹，心腹痛，结热，邪气，头痛，皮间邪热，安五藏，补中。一名苦心，一名志取，一名虎须，一名白参，一名识美，一名文希。生河内及宛朐，般阳续出。二月、八月采根，暴干。"

祝按：《名医别录》虽未言明是南沙参或北沙参，但从"一名苦心""白参"和产地推断，应是南沙参。

《本草经集注》："沙参……今出近道，丛叶，叶似枸杞，根由实者佳。此沙参併人参、玄参、丹参、苦参是为五参，其形不尽相类，而主治颇同，故皆有参名。"

沙参，味苦微寒。主血积惊气，除寒热，补中，益肺气，久服利人。一名知母，生川谷。

祝按：古代文献中的五参之一的沙参，是指泡参，即南沙参，其植物形态："丛生，叶似枸杞，根白实者佳。"系指桔梗科轮叶沙参。

《图经本草》："沙参……苗长一二尺以来，丛生崖壁间，叶似枸杞而有义牙。七月开紫花，根如葵根，筋许大，赤黄色，中正白实者佳。二月八月采根，暴干。南土生者，叶有细有大，花白，瓣上仍有白黏液，此为小异。"

祝按：上文为桔梗科植物特征，所附药图："随州沙参"和"淄州沙参"，属桔梗科轮叶沙参。药图"归州沙参"则为伞形科植物，非《本经》所载沙参。

清·汪昂《本草备要》："沙参，甘苦微寒，味淡体轻，专补肺气，清肺养肝，兼益脾肾……沙参分南北两种，北者良，南者功用相同而利力稍缓。"

清·吴仪洛《本草从新》："北沙参补阴，清肺火，甘苦微寒。""南沙参补阴，清肺火，功同北沙参，而力稍逊。"

祝按：汪昂言明沙参有南北之分。吴仪洛已将北沙参、南沙参分别立项叙述。

蒋仪《药镜》首以"北沙参"立名。但未见北沙参植物形态描述。

张璐《本经逢原》提出：沙参有南北两种。北沙参质坚性寒，南沙参体虚力微，功同北沙参而力稍逊。至此，南、北沙参始见分明。

综上所述可知：**明以前所用沙参，即《本经》所载沙参，为桔梗科南沙参属植物南沙参的根。清代始，北沙参、南沙参开始分别使用。**

血积：病证名。"血积"即血液郁积之意。又指"肺气上逆之血"。多由气逆血郁，凝结成积，或跌打损伤，瘀血内蓄所致。症见面色萎黄而有蟹爪纹路，脘腹或胁肋有块不移，时常疼痛，便秘或黑便等。治宜活血化瘀。选用抵挡汤、桃红四物汤、桃仁承气汤等。

惊气：神志方面病变，指心气紊乱。《黄帝内经·素问》卷十一·举痛论篇第三十九："寒则气收，灵则气泄，惊则气乱，劳则气耗……惊在心无所倚，神无所归，虑无所走，故气乱矣。"《普济方》载：沙参散治心实热，惊悸喜笑，心神不安。"血结惊气"即由血积所致之惊气等病证。

寒热：见甘草"本经要义"之寒热解，可互参。

补中：见山药"本经要义"之"补中""伤中"解，可互参。

益肺气："肺气"指肺的功能活动，既指胸中之宗气，总水谷精微化生之营卫之气与吸入之大气而成，积于胸中，是一身之气运动输布的出发点；又指呼吸之气。南沙参具有补中益气之功。对于气阴两虚患者常用之。古人认为南沙参可代党参、人参，然力薄须重剂用之。

久服利人：即南沙参具有补益作用。因本品在《本经》中属上品，故久服利人。

药物解读

《中华人民共和国药典》2015 年版一部收载：南沙参，为桔梗科植物轮叶沙参 *Adenophora tetraphylla*（Thunb.）Fisch. 或沙参 *Adenophora stricta* Miq. 的干燥根。

【性味归经】性微寒，味甘。归肺、胃经。

【功能主治】养阴清肺，益胃生津，化痰，益气。用于治疗肺热燥咳，阴虚劳嗽，干咳痰黏，胃阴不足，食少呕吐，气阴不足，烦热口干。

【药材鉴别要点】

药材呈圆锥形或圆柱形，略弯曲，长 7～27cm，直径 0.8～3cm。表面黄白色或淡棕黄色，凹陷处常有残留粗皮，上部多有深陷螺旋横纹，呈断续的环状，下部有纵纹及纵沟。顶端具 1 或 2 个根茎芦头。体轻，质松泡，易折断，断面不平坦，黄白色，多裂隙。气微，味微甘。

【饮片鉴别要点】

饮片呈横切厚片，圆形、类圆形或呈不规则形厚片。外表皮黄白色至淡棕色黄色，切面黄白色，具有不规则裂隙。气微，味微甘。

【拓展阅读——中药经验鉴定专用术语】

松泡　专指中药材质地轻而松软者。

螺纹　特指根及根茎类药材表面上螺旋形的环纹。

裂隙　专指中药材干燥后，断面上形成的裂开部分，由射线细胞、薄壁细胞干枯皱缩而成。

【拓展阅读——沙参名称历史沿革】

沙参之名，首载于《神农本草经》，在古代无南北之分。而北沙参之名则始见于明代末期的本草文献,据《本草汇言》卷一集方项转引《卫生简易方》和《林仲先医案》首用"真北沙参"之名。但未对北沙参的生态习性及药材形状作出描述。

清初汪昂《本草备要》在沙参条下注有"北地真者难得……沙参分南北两种,北者良,南者功用相同而力稍缓",提出沙参有南、北之分。

到清代中期,吴仪洛《本草从新》将沙参按南沙参、北沙参分条叙述。

清末郑作霖《本草便读》从形状上对南沙参、北沙参作了区分,指出北者"色白""根多汁",南者"质粗大而松,气薄味淡",且认为"清养之功,北逊于南""润泽之性,南不及北",即明确了南、北沙参两者功效的区别。

由此可知,明代以前所用之沙参为桔梗科南沙参属植物的根,北沙参为伞形科植物珊瑚菜。

但宋·苏颂《图经本草》沙参条,所附药图"归州沙参",应是伞形科植物,即说明宋代已将北沙参混用了南沙参中。

【拓展阅读——关于南沙参的品种问题】

南沙参的品种问题,南沙参的近缘品种较多,从药材和饮片很难区分,如果没有原植物很难鉴定,而《中国药典》拉丁名"ADENOPHORAE RADIX"意为该属植物的根,均作南沙参入药。目前各省区作为南沙参入药品种尚有以下几种。

1. 杏叶沙参 *Adenophora hunanensis* Nannf.

2. 展枝沙参 *Adenophora divaricata* Fanch. et Savat.

3. 云南沙参 *Adenophora khasiana*（Hook. f. et Thoms.）Call. et Hemsl.

4. 紫沙参 *Adenophora paniculata* Nannf.

5. 长柱沙参 *Adenophora stenanthina*（Ledeb.）Kitag.

6. 川藏沙参 *Adenophora lilifolioides* Pax et Hoffm.

7. 狭叶沙参 *Adenophora gmelinii* Fisch. 等。

【拓展阅读——关于南沙参、北沙参是否属于"十八反"之我见】

北沙参,在教科书(《临床中药学》)无配伍禁忌,即不属于"十八反"药。而《中国药典》将其归入"十八反"范畴。规定不宜与藜芦同用,是有待商榷的。南沙参在《神农本草经》中属"参"类药,故属"十八反"。

南沙参、北沙参药用历史不同。北沙参分列出处为明代末年,倪朱谟编著的《本草汇言》，在《神农本草经》1300 多年之后。北沙参不应该属于古代"十八反"之内容。亦不属于古代"五参"内容之一。所以不应该把反藜芦强加在北沙参身上，误导后学者研读。

【临床药师、临床医师注意事项】

➤ 在宋代，北沙参作为防风的代用品。在元、明时期，确把北沙参作为南沙参的代用品，有失偏颇，而现代药理学研究证实：北沙参与防风在很多地方有相同之处。

➤ 南沙参的真实滋味是"苦味"，即《神农本草经》所载之性味。而北沙参的真实滋味是味甘、微苦。在临床工作中要注意功效鉴别。

➤ 北沙参为伞形科珊瑚菜属珊瑚菜的根，长于补肺气，养胃阴；南沙参为桔梗科南沙参属植物多种沙参的根，偏于清肺、祛痰、止咳，而补肺气、养胃阴生津不及北沙参。

医籍选论

沙参一名白参，以其根色名也。又名羊乳。俚人呼为羊婆奶，以其根茎折之皆有白汁也……其性全寒，苦中带甘，故曰微寒，色白多汁，禀金水之精气。血结惊气者，荣气内虚，故血结而惊气也。寒热者，卫气外虚，故肌表不和而寒热也。补中者，补中焦之精汁。补中则血结惊气可治矣。益肺者，益肺气于皮毛，益肺则寒热可除矣。所以然者，禀水精而补中，禀金精而益肺也。久服则血气调而荣卫和，故利人。

——清·张志聪《本草崇原》

祝按：《本经》人参味甘，沙参味苦，性皆微寒。后人改人参微温，沙参味甘，不知人参味甘，甘中稍苦，故曰微寒；沙参全寒，苦中带甘，故曰微寒。先圣立言自有深意，后人不思体会而审察之，擅改圣经，误人最甚。

沙参气微寒，禀天初冬之水气，入足少阴肾经。味苦无毒，得地南方之火味，入手少阴心经。气味俱降，阴也。心主血而藏神，神不宁则血结而易惊矣，结者散之，惊者平之。沙参味苦能散，气寒能平也。心火禀炎上之性，火郁则寒，火发则热，苦寒之味能清心火，故除寒热。阴者所以守中者也，气寒益阴，所以补中。肺为金藏，其性畏火，沙参入心，苦寒清火，所以益肺气也。

——清·叶天士《本草经解》

沙参气微寒，禀水气而入肾。味苦无毒，得火味而入心。谓其得水气，以泻心火之有余也。心火亢，则所主之血不行而为结，而味之苦可以功之。心火亢，则所藏之神不宁而生惊，而气之寒可以平之。心火禀炎上之性，火郁则寒，火发则热，而苦寒能清心火，故能除热也。阴者，所以守中者也，苦寒益阴，所以补中。补中则金得土生，又无火克，所以益肺气也。

————清·陈修园《神农本草经读》

沙参，味苦，微寒。主血积，肺气上逆之血。惊气，心火犯肺。除寒热，肺家失调之寒热。补中，肺主气，肺气和则气充而三焦实也。益肺气。色白体轻故入肺也。久服利人。肺气清和之效。

肺主气，故肺家之药气胜者为多。但气胜之品必偏于燥，而能滋肺者，又腻滞而不清虚，惟沙参为肺家气分中理血之药，色白体轻，疏通而不燥，润泽而不滞，血阻于肺者，非此不能清也。

————清·徐大椿《神农本草经百种录》

北沙参 Beishashen

【处方用名】北沙参——伞形科 Umbelliferae.

【经文及本经要义】见沙参条。可互参。

古代本草文献沙参，无南沙参、北沙参之分。所指沙参皆为桔梗科沙参属 Adenophora 植物的根。清·张璐《本草逢原》载："北产者坚实性寒，南产者体虚中微。"此时虽将沙参分为南、北两种，但在品种上并未彻底区别开来。20世纪初，曹炳章在其《增订伪药条辨》中载："北沙参，山东日照县、故墩县、莱阳县、海南县俱出。海南出者，条细质坚，皮光洁色白，鲜活润泽为最佳。莱阳出者，质略松，皮略粗，白黄色，亦佳。日照、故墩出者，条粗质松，皮糙，黄色者次。关东出者，粗松质硬，皮糙，而黄色，更次。其他台湾、福建、湖、广出者，粗大松糙，为最次，不入药用。"此说系伞形科植物北沙参而言。

经本草文献考证：北沙参之名，首载于明代倪朱谟《本草汇言》。但据《图经本草》沙参条所附药图"归州沙参"，应是伞形科北沙参，只是和南沙参混用，没有分离出来而已。故可以断言：伞形科植物北沙参最迟在宋代就开始在临床中应用。

基原：北沙参系伞形科珊瑚菜属植物珊瑚菜 *Glehnia littoralis*

Fr. Schmidt. ex Miq. 的根。

药物解读

《中华人民共和国药典》2015 年版一部收载：北沙参，为伞形科植物珊瑚 *Glehnia littoralis* Fr. Schmidt. ex Miq. 的干燥根。

【性味归经】性微寒，味甘、微苦。归肺、胃经。

【功能主治】养阴清肺，益胃生津。用于治疗肺燥咳嗽，劳嗽痰血，胃阴不足，热病伤津，咽干口渴。

【饮片鉴别要点】

北沙参饮片为横切圆形厚片或圆形短段，外表皮淡黄白色略粗糙，有纵皱纹或纵沟，可见棕黄色点状须根茎及皮孔；切片皮部黄白色，木部黄色，角质样，形成层环状，深褐色。质脆，气特异，味微甜而后微苦。蜜制北沙参表面黄色，略有黏性，有滋润感，味甜。

【药材鉴别要点】

药材根呈细长圆柱形或长条状，单一，偶有分枝，长 15～45cm，直径 0.4～1.2cm。表面淡黄白色，略粗糙，有细纵皱纹或纵沟，并有棕黄色或白色点状皮孔和须根痕。上端稍细，常留有黄棕色根茎残基；质硬脆，易折断，断面不平整，形成层呈环状，深褐色，木部黄色。气微，味微甜。

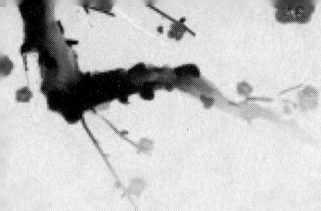

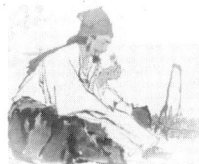

萹蓄 Bianxu

【处方用名】萹蓄——蓼科 Polygonaceae.

【经文】萹蓄,味辛平。主浸淫,疥瘙,疸痔,杀三虫。生山谷。

本经要义

萹蓄:又名"萹茿""萹竹"。《说文·艸部》:"萹,茿也。"《尔雅·释艸》:"竹,萹蓄。"郭璞注:"似小藜,赤茎节,好生道旁,可食,又杀虫。""茿",音zhu。《玉篇·艸部》:"茿,萹茿,似小藜,赤茎节,好生道旁,可食,亦作'竹'"。

萹蓄品种古本草溯源

魏·吴普《吴普本草》:"萹畜,一名畜辨,一名变蔓"。

祝按:"畜辨"曹元宇认为应是"辨畜"之误。

梁·陶弘景《名医别录》:"萹蓄,无毒。主治女子阴蚀。生东莱。五月采,阴干。"

梁·陶弘景《本草经集注》:"萹畜……处处有,布地生,花节间白,叶细绿,人亦呼为蓄竹。者汁与小儿饮,治蛔虫有验。"

宋·苏颂《图经本草》:"萹畜,亦名蓄竹,生东莱山谷。今在处有之。春中布地生道旁,

萹蓄,味辛平。主浸淫,疥瘙,疸痔,杀三蟲。生山谷。

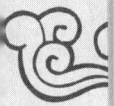

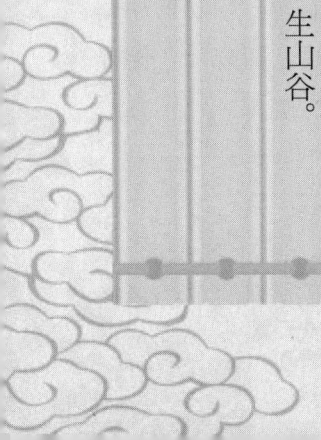

苗似瞿麦，叶细绿如竹，赤茎如钗股，节间花出甚细，微青黄色，根如蒿根，四月五月采苗，阴干。"

祝按：《图经本草》所附药图："冀州萹蓄"，即今蓼科植物萹蓄。

萹蓄，为中医常用清热、利水通淋药。历代本草均为详细植物形态描述记载。《本经》列为下品。《本草纲目》列为湿草类。释名扁竹、扁辨、扁蔓、粉草节、道生草等，其叶似落帚叶而尖，弱茎引蔓，促节，三月开细红花如蓼蓝花，结细子。

综上所述，历代本草文献所载萹蓄，为现今蓼科植物萹蓄无疑，为《本经》药物品种之延续。

味辛平：《本经》言：萹蓄，性平，味辛。全国统编教材《临床中药学》将其归入利尿通淋类药，载：萹蓄，性微寒，味苦。归膀胱经。《中国药典》2015年版载：萹蓄，别名：大萹蓄、乌蓼、扁竹、竹节草等。性微寒，味苦。归膀胱经。

浸淫：病名，又名浸淫疮。《金匮要略》卷中·疮痈肠痈浸淫病脉证并治第十八："浸淫疮，从口流向四支者，可治；从四支流来入口者，不可治。浸淫疮，黄连粉主之。"浸淫，渐进之意。《广韵·侵韵》："浸，浸淫也。"《集韵·侵韵》："浸，浸淫，渐渍。"

"淫"：浸淫，浸渍之意。《说文·水部》："淫，浸淫随理也。"《释名·释言语》："淫，浸也，浸淫旁入之言也。"《淮南子·览冥》："杀黑龙以济冀州，积芦灰以止淫水。"高诱注："平地出水为淫水。"又淫，渐进貌；蔓延。《管子·内业》："正形摄德，天仁地义，则淫然而自至。"尹知章注："淫，进貌也。"

浸淫疮由心火脾湿，凝滞不散，复感风邪，郁于肌肤而致。初起形如粟米，瘙痒不止，搔破流黄水，蔓延迅速，浸淫成片，甚则身热。即现代急性湿疹，亦包括传染性湿疹样皮炎。治宜祛风胜湿，清热凉血，解毒。外用青黛散或黄连粉、三石散（制炉甘石三两、熟石膏三两、赤石脂三两。共为细末，麻油或凡士林调搽患处）等外敷。

疥搔："疥"即疥疮，病名。《说文·疒部》："疥，搔也。"段玉裁注：疥急于搔，因谓之搔。《广韵·怪韵》："疥，疮疥。""搔"用指甲或别的东西轻轻地刮,抓挠。《说文·手部》:"搔,刮也。"段玉裁注:"刮者,掊杷也。"《广韵·豪韵》:"搔,爬。"巴金《发的故事》:"他又一次搔他的头发,忽然用力拔下了十几根来。"

"疥搔"指疥疮搔痒。因风湿热邪郁于皮肤,接触传染。隋·巢元方已分辨出疥虫为其病原体。《诸病源候论》卷三十五·疮病诸候凡六十五论·疥候:"疥者,有数种。有大疥,有马疥、有水疥、有干疥、有湿疥,多生于手足,乃至遍体。大疥者,作疮有脓汁,焮赤痒痛是也。马疥者,皮内隐嶙起作根墌,搔之不知痛。此二者则重。大疥者,痞瘟如小瘭浆,摘破有出除,此一种小轻。干疥者,但痒瘙之皮,起作于痂。湿疥者,小疮皮薄,常有汁出。并皆有虫。人往往以针头挑得,状如水内病虫,此悉由皮肤受风邪热气所致也。按九虫论云:蛲虫多所变化多端,或作痀疥痔瘘,无所不为。"

本病以手指缝最为多见,亦常见于肘窝、腋下、小腹、腹股沟、臀腿等处,甚则遍及全身,呈针头大小丘疹和水泡,甚痒,故体表常见抓痕和结痂。以抓后有无滋水,又有干疥、湿疥之称。如因搔破皮而引起继发感染化脓者,则称谓脓窝疥。1949年后,由于大力发展爱国卫生运动,卫生条件得到改善,现本病已少见。

疽痔:"疽",病名,常与痈并称。《黄帝内经灵枢》卷十二·痈疽第八十一:"黄帝曰:余已知血气之平与不平,未知痈疽之所从生……愿尽闻痈疽之形……岐伯曰:痈发于嗌中,名曰猛疽……发于颈,名曰夭疽……发于肩及臑,名曰疵疽……发于腋下赤坚者,名曰米疽……发于胸,名曰井疽。"疮面深而恶者为疽,是气血毒邪所阻滞,发于肌肉筋骨的疮肿。宋以前的疽仅指无头疽,自宋《卫济宝书》始见有头疽之描述。现今按"疽病"甲期之有头与无头,分为有头疽与无头疽两类。

有头疽与无头疽之临床解读

　　有头疽　　有头疽系指发于体表软组织之间的阳性疮疡。患部初期有单个或多个白色粟米样的疮头而得名。根据其形态和发病部位的不同而命名,如发脑、发背、发胸等,多因感受外感风湿火毒或湿热火毒内蕴,使内脏积热,营卫不和,邪阻肌肤而成。初起患部面红发热,根囊高肿,疮头如粟米,一个至多个不等,甚则疼痛剧烈,身热口渴，便秘尿赤，脉洪数，舌红苔黄者为实证。治宜清热解毒、疏风、活血等。内服如仙方活命饮、黄连解毒汤等。若疮面大、腐肉难脱则应手术切开治疗，内服汤药和外敷药物。

无头疽 无头疽指发于筋骨之间，或肌肉深部的阴性疮病。多因毒邪深陷，寒凝气滞而酿成。患部漫肿无头，皮色晦暗，病程缠绵，甚则伤筋烂骨，难溃难敛。治宜温经散寒，活血化瘀。内服汤药如阳和汤、醒消丸、小金丹等。外用阳和解凝膏、冲和膏等。无头疽还包括骨疽、流痰、流注等多种中医外科病证。

"痔"，中医病名。传统中医对痔的认识有二：一是，泛指多种肛门部的疾病。《黄帝内经素问》卷一·生气通天论篇第三："因而饱食，筋脉横解，肠澼为痔。"《诸病源候论》卷四十·妇杂病诸候·痔病候："痔病由劳伤经络，而血流渗之所成也，而有五种：肛边生疮，如鼠乳出，在外时出脓血者，牡痔也；肛边肿生疮而出血者，牝痔也；肛边生疮，痒而复痛者，为血脉痔也；肛边肿核痛，发寒热而出血者，肠痔也；因便而清血出者，血痔也。"二是，指九窍中小肉突起。《医学纲目》："凡人九窍中有小肉突起皆曰痔。"

西医学认为，痔系直肠下端黏膜下和肛管皮肤下痔静脉扩大和曲张所形成的静脉团（又称谓静脉窦）。按其生长部位不同分为内痔、外痔、内外痔（混合痔）三种，其病因多由平素湿热内积，过食辛辣，久坐久立，或临产用力，大便秘结，或久泻久痢等因素所致，以致体内生风化燥，湿热留滞，浊气瘀血下注肛门，发为本病。

另有痔瘘一病，即痔疮和肛瘘的合称。在中医药文献中所称痔瘘之概念为：初生肛门不破者为痔，破溃而出脓血，黄水浸淫淋漓不止者为瘘。

三虫：又称谓三虫病，即传统中医所称之长虫病、赤虫病、蛲虫病的合称。《诸病源候论》卷十八·湿蜃病诸候·三虫候："三虫者，长虫、赤虫、蛲虫也。为三虫，犹是九虫之数也。长虫，蚘虫也，长一尺，动则吐清水，出则心痛，贯心则死。赤虫状如生肉，动则肠鸣。蛲虫至细微，形如菜虫也，局胴肠间，多则为痔，极则为癞。因人疮处，以生诸痈、疽、癣、瘘、痂、疥、龋虫无所不为，此既是九虫内之三者。而今别立名，当以其三种偏发动成病，故谓之三虫也。"

药物解读

《中华人民共和国药典》2015 年版一部收载:萹蓄,为蓼科植物萹蓄 *Polygonum aviculare* L. 的干燥地上部分。

【性味归经】性微寒,味苦。归膀胱经。

【功能主治】利尿通淋,杀虫,止痒。用于治疗热淋涩痛,小便短赤,虫积腹痛,皮肤湿疹,阴痒带下。

【药材鉴别要点】

萹蓄茎呈圆柱形而略扁,有分枝,长 10～40cm,直径 0.2～0.3cm。表面灰绿色或棕红色,有细密微突起的纵纹;节部稍膨大,有浅棕色膜质的托叶鞘,节间长约 3cm;质硬,易折断,断面髓部白色。叶互生,近无柄或具短柄,叶片多脱落或皱缩、破碎,完整者展平后呈披针形,全缘,两面均呈棕绿色或灰绿色。无臭,味微苦。

【饮片鉴别要点】

饮片为不规则的段,段长 5～15mm,茎呈圆柱形而略扁,表面灰绿色至棕红色,有细密微突起的纵纹,节部稍膨大,有浅棕色膜质的托叶鞘。饮片切面髓部白色。叶片多破碎,完整叶片呈披针形,全缘。气微,味微苦。

【临床药师、临床医师注意事项】

《四川省中药标准》2010 年版收载:小萹蓄,为蓼科植物见习蓼 *Polygonum plebeium* R. Br. 的干燥全草。其性味、归经、功能与主治完全与萹蓄相同。目前不少省区均使用本品。且历代本草文献亦将两者混称混用,具有药用历史。其所含成分亦大同小异。

小萹蓄主要特征:草本,长 10～30cm,主根明显,黄棕色。茎圆柱形,纤细,多分枝,直径 1～2mm,表面绿色至灰棕色,具细纵纹,节处稍膨大,节间长 0.3～1.5cm,叶互生,条形至披针形,长 0.5～1.5cm,叶互生,条形至披针形,长 0.5～1.5cm,宽 2～5mm,叶片先端钝,基部具关节,渐狭呈短柄状,全缘,中脉明显,向背面凸起,托叶鞘状,膜质,先端撕裂状。花小,具短柄,生于叶腋。气微,味淡,微苦。

医籍选论

萹蓄,气味苦平,无毒。主治浸淫疥瘙疽痔,杀三虫。《金匮要略》曰:浸淫疮从口流向四肢者,可治。从四肢流来入口者,不可治。盖口乃脾窍,脾属四肢,萹蓄禀火气而温土,故主治脾湿之浸淫。

　　充肤热肉之血,不淡渗于皮毛,则为疥瘙。萹蓄禀东方之木气,故主治疥瘙,浸淫可治,则疽痔亦可治矣。疥瘙可治,则三虫亦可治矣。缘其禀木火之气,通利三焦,从经脉而达于肌腠皮肤,故主治如此。

——清·张志聪《本草崇原》

　　扁蓄(专入脾)。味苦气平。功专利水清热,除湿杀虫。是以小儿魅病。女子阴蚀浸淫瘙痒疽痔诸病。无不藉此以为主治耳。《海上歌》云:心头急痛不能当,我有仙人海上方,扁蓄醋煎通口咽,管教时刻便安康。以其味苦则热泄,味苦则虫伏。但此止属标治,不能益人。勿常用也。

　　叶细如竹,弱茎蔓引,促节有粉。三月开细红花。

——清·黄宫绣《本草求真》

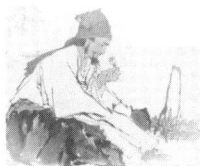

地榆 Diyu

【处方用名】地榆——蔷薇科 Rosaceae.

【经文】地榆,味苦微寒。主妇人乳痓痛,七伤,带下病,止痛,除恶肉,止汗,疗金疮。生山谷。

本经要义

地榆品种古本草溯源

《名医别录》:"地榆,味甘,酸,无毒。止脓血,诸瘘,恶疮,热疮,消酒,除消渴,补绝伤,产后内塞。可作金疮膏。生桐柏及冤句。二月、八月采根,暴干。"

《本草经集注》:"地榆,味苦、甘、酸,微寒,无毒……今近道处处有,叶似榆而长,初生布地,而花子紫黑色如豉,故名玉豉。一茎长直上,根亦入酿酒。道方烧作灰,能烂石也。乏茗时,用叶作饮,亦好。"

祝按:叶似榆而长,初生布地。即指地榆叶似榆树叶,幼苗时基生叶伏地而生之植物形态描述确切。

《图经本草》:"地榆……今处处有之。宿根三月内生苗,初生布地,茎直,高三、四尺,对分出叶,叶似榆少狭,细长,作锯齿状,青色。七月开花,如葚子,紫黑色。根外黑里红,似柳根。二月八月采,暴干。"

地榆,味苦微寒。主妇人乳痓痛,七伤,带下病,止痛,除恶肉,止汗,疗金疮。生山谷。

祝按：苏氏将地榆之植物形态描述得极为精当。花"如椹子"是指其顶生花序似近成熟的桑葚，极为形象。

从以上文字论述，可以肯定，《本经》所载地榆即现今蔷薇科植物地榆无疑。

妇人乳痓痛："妇人"，此处指怀孕妇人。**"乳"**此处指产妇整个生产过程。《说文》："乳，人及鸟生子曰乳，兽曰产。从孚，从乙。乙者，玄鸟也。《明堂》《月令》：'玄鸟至之日，祠于高楳以请子。'故乳从乙。请子必以乙至日者，乙春分来，秋分去，开生之候鸟，帝少昊司分之官也。"段玉裁注："此说从孚、乙会意之恉。孚者，卵即孚也。乙者，请子之候鸟也。"

祝按：甲骨文象乳字之形，本义为哺乳。

乳：①表生子。《广雅·释诂一》："乳，生也。"《史记·扁鹊仓公列传》："菑川王美人怀子而不乳。"司马贞索隐："乳，生也。"《汉书·苏建传附苏武》："乃徙武北海上无人处，使牧羝，羝乳乃得归。"《论衡·气寿》："妇人疏子者活，数乳者子死。"**②"妇人乳"**此处引申为妇人生子或指妇人难产。

痓：中医古病名。《集韵·至韵》："痓，风病。"《黄帝内经素问》卷十·气厥论篇第三十七："肺移热于肾，传为柔痓。"（经文简释：肺脏的热邪转移到肾，就会转变为柔痓病。）王冰注："痓，谓骨痓而不随，气骨该热，髓不内充，故骨痓强而不举，筋柔缓而无力也。"《金匮要略》卷上·痓湿暍病脉证第二："太阳病，发热脉沉而细者，名曰痓，为难治。太阳病，发汗太多，因致。夫风病下之则痓，复发汗必拘急。疮家虽身疼痛，不可发汗，汗出则痓……太阳病，其证备，身体强，几几然脉反沉迟，此为痓。栝楼桂枝汤主之。"

《本草纲目》主治第三卷·百病主治药·痓风："痓①病，属太阳、督脉二经。其症发热，口噤如痫，身体强直，角弓反张，甚则抽搐②。伤风有汗者，为柔痓。伤寒湿无汗者，为刚痓。金疮折伤，痈疽产后，俱有破伤风湿发痓

---

① 痓：音 chi，同痉。《圣济总录》卷二十八："痓又谓之痉者，盖痉痓一类，古人特以强直名之。"

② 抽搐：瘛疭的别称。一指四肢抽搐，抖四肢开合，或两手握拳的症状。

之证。"

痉病即痓病，是指热性病过程中出现的背强反张，口噤不开的病证。主要症候：身热足寒（恶寒时觉头热、面赤、目赤），颈项强直，背反张，卒口噤，独头动摇，脉沉细或劲急等。本病是由于六淫病邪侵袭，化燥、化风所致。如阳明热盛，引动肝风或心营热盛，引动肝风等。风热盛伤阴，误吐、误汗、误下之重证等亦能致痉。《金匮要略》卷上·痉湿暍病脉证第二："以发热无汗，反恶寒为刚痉，发热汗出而不恶寒为柔痉。"

妇人乳痓痛：即妇人难产所致之经病证。

七伤：中医病证名。传统中医对七伤一般认识有三。

一是，指食伤、忧伤、饮伤、房室伤、饥伤、劳伤、经络营卫伤。《金匮要略》卷上·血痹虚劳病脉证并治第六："五劳虚极，羸瘦腹满，不能饮食，食伤、忧伤、饮伤、房室伤、饥伤、劳伤、经络营卫气伤，内有干血，肌肤甲错，两目黯黑，缓中补虚，大黄䗪虫丸主之。"

二是，指七种劳伤的病因。《诸病源候论》卷三·虚劳病诸候上·虚劳候："一曰大饱伤脾，脾伤、善噫、欲卧、面黄；二曰，大怒气逆伤肝，肝伤，少血目眩；三曰强力举重，久坐湿地伤肾，肾伤少精，腰背痛，厥逆下冷；四曰形寒，寒饮伤肺，肺伤少气，咳嗽鼻鸣；五曰忧愁思虑伤心，心伤，苦惊喜忘善怒；六曰风雨寒暑伤形，形伤，发肤枯夭；七曰大恐惧，不节伤志，志伤，恍惚不乐。"

三是，指男子肾气亏损的七个症状。《诸病源候论》卷三·虚劳病诸候上·虚劳候："七伤者：一曰阴寒，二曰阴萎，三曰里急，四曰精连连[①]，五曰少精、阴下湿，六曰精清[②]，七曰小便苦数，临事不卒[③]。"

带下病：带下自出《内经》。《黄帝内经素问》卷十六·骨空论篇第六十："任脉为病，男子内结七疝，女子带下瘕聚。"一是泛指妇科病证；二是指妇女阴道流出一种黏性液体，连绵不断，状状如带，名为带下，有白带、青带、黄带、赤带、黑带、赤白带下、五色带下等。

止痛：此处是指上文因妇人乳痓痛、七伤、带下病所引起的各种痛症。

---

① 连连：指精易滑出。

② 精清：指精气清冷，精液稀薄。

③ 小便苦数，临事不卒³：指小便频数，淋漓不断，或尿中断。

恶肉：中医病名。恶肉包括疣赘及斑痕疙瘩。晋·葛洪《肘后备急方》卷五："恶核病者肉中忽有核如梅李,小者如豆粒,皮中渗痛左右走,身中壮热癎,恶寒是也。此病卒然如起,有毒入腹杀人,南方多有此患……恶肉病者,身中忽有肉如赤小豆粒,突出便长如牛马乳,亦如鸡冠状,亦宜服漏芦汤,外可以烧铁烙之,日三烙,令稍焦。以升麻膏敷之。"

止汗：地榆性凉,味苦、涩,兼酸,其性收涩,善治产乳血虚,故言止汗。

金创："创"通"疮"。古代所谓金疮是指由金属器刃损伤肌体所致,创伤肿痛或感染的中医外科疮疡疾病。在古代,箭毒伤人、猎兽,战将中刀、箭落马,猎物中箭倒地等均是乌头碱箭毒等侵入肌体所致。古代之"金创",应作金属箭毒、感染等解,亦包括各种恶疮。

药物解读

《中华人民共和国药典》2015年版一部收载："地榆,为蔷薇科植物地榆 *Sanguisorba officinalis* L. 或长叶地榆 *Sanguisorba officinalis* L. var. *longifolia*（Bert.）Yu et Li 的干燥根。"

【性味归经】性微寒,味苦、酸、涩。归肝、大肠经。

【功能主治】凉血止血,解毒敛疮。用于治疗便血,痔血,血痢,崩漏,水火烫伤,痈肿疮毒。

【药材鉴别要点】

药材呈不规则纺锤形或圆柱形,稍弯曲或扭曲,有时带有支根,长5~25cm,直径0.5~2cm。表面灰褐色、棕褐色或暗紫色,粗糙,有扭曲的纵皱纹、横裂纹及支根痕。质硬,断面较平坦,木部黄色或黄褐色,略呈放射状排列。气微,味苦涩。

绵地榆（长叶地榆）,呈长圆柱形,稍扭曲,着生于粗短的根茎上,长6~20cm,直径0.5~2cm,表面红棕色至棕紫色,有细皱纹。质坚韧,断面黄棕色至红棕色,皮部有多数黄色或黄棕色棉条状纤维,其根较正种地榆更高纤维性,其断面不整齐,气微,味微苦涩。

【饮片鉴别要点】

饮片为不规则的类圆形或斜切片。外表皮灰褐色至深褐色,切面较平坦,粉红色、淡黄色至黄棕色,木部略呈放射状排列;或皮部有多数黄棕色棉条状纤维（长叶地榆）,气微,味微苦涩。

【临床药师、临床医师注意事项】

《药典》收载地榆的拉丁名为：SANGUISORBAE RADIX. 意为蔷薇科 *Rosaceae*. 地榆属 *Sanguisorba* 植物的干燥根 Radix. 可当地榆入药。

目前全国范围内除《药典》收载的两个品种入药外，还有以下几种同属植物的根作地榆入药。

1. 细叶地榆 *Sanguisorba tenuifolia* Fisch. ex. Link. 的根。黑龙江、吉林、辽宁、内蒙古等省区使用。

2. 大白花地榆 *Sanguisorba sitchensis* C. A. Mey. 的根。吉林、辽宁等省区使用。

3. 矮地榆 *Sanguisorba filiformis*（Hook. f.）Hang. Mazz. 四川、云南、西藏等省区使用。

4. 腺地榆 Sanguisorba officinalis var. glandulosa（Kom.）Worosch 的根。

医籍选论

地榆一名玉豉，其臭兼酸，其色则赭，故《别录》又名酸赭，盖禀厥阴木火之气，能资肝脏之血也。主治妇人产乳痉病者，谓产后乳子，血虚中风而病痉。地榆益肝脏之血，故可治也。七伤者，食伤，忧伤，饮伤，房室伤，饮伤，劳伤，经络营卫气伤，内有干血，身皮甲错，两目黯黑也。地榆得先春之气，故能养五脏而治七伤。带下五漏者，带漏五色，或如青泥，或如红津，或如白涕，或如黄瓜，或如黑虾血也。止痛者，止妇人九痛，一阴中痛，二阴中淋痛，三小便痛，四寒冷痛，五月经来时腹痛，六气满来时足痛，七汗出阴中如虫啮痛，八胁下皮肤痛，九腰痛。地榆得木火之气，能散带漏下之瘀，而解阴凝之痛也。止汗者，止产后血虚汗出也。除恶肉，疗金疮者，生阳气盛，则恶肉自除，血气调和，则金疮可疗。

—— 清·张志聪《本草崇原》

地榆，味苦，性寒。入足厥阴肝经。泻热清肝，凉荣止血。地榆苦寒沉降，止吐衄、便溺、崩漏、金疮诸血。但大凡失血证，内塞者多而热者少，庸工以治下焦血病，最不通。

—— 清·黄元御《玉楸药解》

地榆（专入肝、肠、胃），苦酸微寒，性沉而涩。诸书皆言因其苦寒，则能入于下焦血分除热，俾热悉从下解。又言性沉而涩，凡人症患吐衄、崩中、肠风、血痢等症。肠风下血、清而色鲜、四射如溅，乃风性使然。《素问》所谓久风入中，则为肠风飧泄是也。若肛门射血如线，或点滴不已者，乃五痔之血耳。得此则能涩血不解。按：此不无两歧，讵知其热不除，则血不止，其热既清，则血自安。且其性主收敛，既能清降，又能收涩，则清不虑其过泄，涩亦不虑其或滞，实为解热止血药也！但血热者当用，虚寒者不宜用。久病者宜用，初起者不宜用。作膏可贴金疮，捣汁可涂虎犬蛇虫伤毒，饮之亦可。

——清·黄宫绣《本草求真》

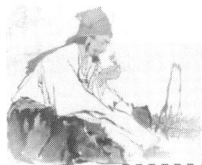

冬葵子，味甘寒。主五藏六腑，寒熱羸瘦，五癃，利小便。久服堅骨長肌肉，輕身延年。

【处方用名】冬葵子——锦葵科 Malvaceae.

【经文】冬葵子，味甘寒。主五脏六腑，寒热羸瘦，五癃，利小便。久服坚骨长肌肉，轻身延年。

本经要义

冬葵子:《本草经集注》:"冬葵子,味甘、寒,无毒。主治五脏六腑寒热,羸瘦,五癃,利小便。治妇人乳难内闭。久服坚骨,长肌肉,轻身,延年。生少室,十二月采。"

祝按:陶弘景未作植物形态描述。"十二月采",肯定是用其种子。

宋·苏颂《图经本草》:"冬葵子,生少室山。今处处有之。其子是秋种葵,复养经冬,至春作子者谓之冬葵子。古方入药最多,苗、叶作菜茹更甘美。大抵性滑利,能宣导积壅,服丹石人尤相宜。煮汁单饮亦佳,仍利小肠,孕妇临产煮汁食之则胎滑宜产。暴干叶及烧灰同作末主金疮。根主恶疮,小儿吞钱煮汁饮之立出。"

祝按:其所附药图"冬葵子",即锦葵科植物冬葵 *Malva verticillata* L.

五脏六腑:"五藏",心、肝、脾、肺、肾五个脏器的合称。脏是指胸腹腔内那些组织充实,并能贮存、分泌或制造精气的脏器。《黄帝内经素问》卷三·五脏别论篇第十一:"所谓五脏者,藏精气而不泻也,故满而不能实。"

所谓五脏,是贮藏阴精为其功能特点的不能像六腑那样传导排泄饮食糟粕。因此,在正常情况下,五脏中必然充满精气,而从来也不会有饮食糟粕存在其中。

"六腑",胆、胃、大肠、小肠、三焦、膀胱六个器官的合称,具有出纳、转输、传化水谷的共同功能。《黄帝内经素问》卷三·五脏别论篇第十一:"六腑者,传化物而不藏,故实而不能满也。"

所谓六腑,是以消化食物、传导排泄糟粕为其功能特点,故他们必然经常充满者饮食水谷,而不会像五脏那样充满者精气。

《黄帝内经灵枢》卷七·本脏篇第四十七:"五脏者,所以藏精、神、血、气、魂、魄者也。六腑者,所以化水谷而行津液者也。"也就是说,五脏是贮藏精、神、血、气、魂、魄的;六腑是传化水谷而运行津液的。

祝按:关于五脏六腑意义,应详阅《黄帝内经》卷三·灵兰秘典论八内容。

寒热赢瘦:寒热,详见甘草"本经要义"之"寒热"条,可互参。"赢瘦",详见麦冬"本经要义"之"赢瘦"条,可互参。

五癃:癃,小便不利。《黄帝内经素问》卷七·宣明五气篇第二十三:"五气所病:心为噫[1],肺为咳,肝为语[2],脾为吞,肾为欠为嚏,胃为气逆为哕,大肠小肠为泄,下焦溢为水[3],膀胱不利为癃[4],不约[5]为遗弱,胆为怒,是为五病。"

人体五脏六腑之气失调,各自产生不同的病证:心病则表现为嗳气;肺病则表现为咳嗽;肝病则表现为多语;脾病则表现为吞酸;肾病则表现为易打呵欠喷嚏;胃病则表现为上逆而见呃逆,甚至有恐惧感;大肠、小肠病则表现为腹泻;下焦的水液运行失常,则表现为水肿;膀胱病变则对小便的影响有两种,如果膀胱之气不能够蒸化,则表现为小便不通,如膀胱之气不能正常约束控制,则表现为遗尿;胆气失调发病,则表现为容易发怒。上述这

---

① 噫:嗳气之意。

② 语:多言之意。

③ 水:此处指水肿病。

④ 癃:指小便不通之意。

⑤ 约:约束、节制。

些就是说的"五病"。

《黄帝内经素问》卷二十·五常政大论第七十:"其病癃闷①。"

《医宗金鉴》卷四十三·杂病心法要诀·小便闭癃遗尿不禁总括:"膀胱热结为癃闭,虚寒遗尿与不禁,闭即尿闭无滴出,小腹胀满痛难伸,癃即淋漓点滴出,茎中涩痛数而勤不知为遗知不禁,石、血、膏、劳、气、淋分。"

《本经》"五癃"应为"五淋"

《本经》"五癃",应为"五淋"。曹元宇辑本《本草经》:"冬葵子,味甘寒。主治五脏六腑寒热羸瘦,破五淋,利小便。"《备急千金要方》卷二十六·食治:"冬葵子,味甘寒无毒。主五藏六腑寒热羸瘦,破五淋,利小便,妇人乳难血闭。久服坚骨长肌肉,轻身延年。"

五淋,淋证的总称。凡尿频、尿急、排尿障碍或涩痛,淋漓不尽的证候统称"淋证",包括泌尿系统感染、结石、结核、乳糜尿、前列腺炎等多种疾病。多由湿热积于下焦,渗入膀胱,或由肾虚而湿浊下注,气化不利所致。《外台秘要》卷二十七:"五淋者:石淋、气淋、膏淋、劳淋、热淋也。"

石淋:又称砂淋、砂石淋。出自《诸病源候论》卷十四·淋病诸候·石淋候:"石淋者,淋而出石也。肾主水,水结则化为石,故肾客沙石。肾虚为热所乘,热则成淋,其病之状,小便则茎里痛,尿不能卒出,痛引少腹。膀胱里急,沙石从小便道出,甚者塞痛令闷绝。"

石淋主要症状有脐腹拘急,腰部一侧疼痛,或伴有阵发性绞痛,痛连小腹及阴部,排尿不畅,或频急涩痛难出,有时尿中杂有砂石,尿色黄浊,或呈血尿。多因湿热蕴结下焦,使尿中杂质凝结而成。现代医学属泌尿系结石。

气淋:又名"气癃"。其主要症状:下腹至阴囊胀痛,小便涩滞或尿后疼痛,多因膀胱气滞所致。若久痛不愈,反见少腹坠胀急痛,排尿

---

① 癃闷:"癃"指小便不畅。"闷","闭门"之意,泛指关闭。"闷"通"闭"指闭塞不通。中医指小便不利。"癃闷"即"癃闭"。即尿闭或排尿困难,下腹胀满的一种证候。"癃"是小便不畅,点滴而出,下腹缓缓胀满;"闭"是小便不通,点滴不出,病势较急,一般统称为"癃闭"。本证包括由膀胱、尿道的器质性或功能性疾病所造成的排尿困难和尿潴留。

困难，尿有余沥，则是脾肾气虚所致。《诸病源候论》卷十四·淋病诸候·气淋候："气淋者，肾虚膀胱热气胀所为也。膀胱与肾为表里，膀胱热，热气流入于胞，热则生实，令胞纳气胀则小腹满，肾虚不能制其小便，故成淋。其状：膀胱小便皆满，尿涩，尿常有余沥是也。亦曰气癃。诊其少阴脉数者，男子则气淋。"

膏淋：又名内淋。症见小便混浊如米泔，或如鼻涕，或如脂膏，尿出不畅。膏淋有虚实之分：虚证多因脾肾虚弱，不能制约脂液，尿出时无灼热，涩痛亦轻，常伴有腰膝痿软，头晕耳鸣，气短体倦等。实证多因湿热蕴结下焦，以致气化不利，清浊相混，脂液失约，尿时灼热涩痛，可兼有发热、腰痛、头痛等症。膏淋可见于丝虫病、泌尿系感染、结核、前列腺炎等疾病。《诸病源候论》卷十四·淋病诸候·膏淋候："膏淋者，淋而有肥，状似膏，故谓之膏淋，亦曰内淋。此肾虚不能制于肥液，故与小便俱出也。"

劳淋：淋证患者日久不愈，遇劳即发，故名。主要临床表现：小便淋漓、尿后下阴部隐痛、肢倦腰酸、缠绵难愈。劳淋若面色㿠白，少气懒言，多为脾气虚；若形寒肢冷，脉虚弱者，为肾阳虚；若手足心热，色红，脉细数者，则为肾阴虚。《诸病源候论》卷十四·淋病诸候·劳淋候："劳淋者，谓劳伤肾气，而生热成淋也。肾气通于阴，其状：尿留茎内，数起不出，引小腹痛，小便不利，劳倦即发也。"

热淋：又为诸淋的总称。多因湿热蕴结下焦而成。症见小便短数，热赤涩痛，伴有寒热，腰痛，小腹拘急胀痛，类似现代医学之急性泌尿系感染。《诸病源候论》卷十四·淋病诸候·热淋候："热淋者，三焦有热，气搏于肾，流入于胞而成淋也，其状：小便赤涩。亦有宿病淋。今得热而发者，其热甚则变尿血，亦有小便后如似小豆羹汁状者，蓄作有时也。"

血淋：指血尿而伴有尿道热涩刺痛，下腹部疼痛胀急的病证。多因下焦湿热蕴结、迫血妄行所致。若无热微痛者，则属阴虚火动，不能摄血所致。《诸病源候论》卷十四·淋病诸候·血淋候："血淋者，是热淋之甚者，则尿血，谓之血淋。心主血，血之行身，通遍经络，循环腑脏，其热甚者，血则散失其常经，溢渗入胞，而成血淋也。"

利小便：冬葵子，现代中药学认为具有利水通淋之功，故归为利尿通淋药类，这与《本经》的记载一致，故能破五淋。《金匮要略》卷下·妇人妊娠病脉证并治第二十："妊娠有水气，身重，小便不利，洒淅恶寒，起即头眩，葵子茯苓散主之。"

葵子茯苓散：葵子一斤，茯苓三两。

上二味，杵为散，饮服方寸匕，日三服，小便利则愈。

冬葵子最重要之临床效用：利水通淋。

久服坚骨长肌肉，轻身延年：查阅古籍文献与现今临床报道，冬葵子并无滋补功效，而冬葵叶子却有其功。查阅历代文献，冬葵叶有悠久的药用历史。

崔禹锡《食经》："食之补肝胆气，明目。"

汪颖《食物本草》："除客热，治恶疮，散脓血，女人带下，小儿热毒下痢，丹毒。"

《医林纂要》："益心，泻肾，滑肠，去结行水，通乳。"

《儒门事亲》："老人久病，大便涩滞不通者。"

药物解读

《中华人民共和国药典》2015年版一部收载：冬葵果，为锦葵科植物冬葵 *Malva verticillata* L. 的干燥果实。

祝按：冬葵果系蒙古族用药，用其果实。中医用其种子，处方用名：冬葵子。

【性味归经】性寒，味甘。归大肠、小肠、膀胱经。

【功能主治】利尿通淋，润肠通便，通乳。

【鉴别要点】

冬葵果　冬葵果呈扁球状盘形，直径4～7mm，外被膜质宿萼。宿萼钟状，黄绿色或黄棕色，先端5齿裂，裂片内卷，其外有条状披针形的小苞片3片。果梗细短。果实由分果瓣10～12枚组成，在圆锥形中轴周围排成1轮，分果类扁圆形，直径1.4～2.5mm，表面黄白色或黄棕色，具隆起的环向细脉纹。种子肾形，棕黄色或黑褐色。质坚硬，气微，味涩。

冬葵子　冬葵子呈扁圆形之橘瓣状，一边厚，一边薄，或微呈肾形。表面黄棕色，具隆起的环向细脉纹，较薄的一边中央凹下。种子呈棕褐色，质坚硬,气微,味涩。

【临床药师、临床医师注意事项】

冬葵子,历来有把同科植物苘麻的成熟种子当冬葵子使用。《中华人民共和国药典》1977 年版一部收载:苘麻子(冬葵子)为锦葵科植物苘麻的干燥成熟种子,全国范围内,苘麻子和冬葵子混用现象严重。其性味:性平,味苦。功用:清湿热,解毒,退翳。用于治疗痢疾,痈肿,目翳,小便涩痛等。

冬葵子与苘麻子为同科不同属种的两种药物,注意鉴别。

医籍选论

葵花开五色,四季长生,得生长化收藏之五气,故治五脏六腑之寒热羸瘦。冬葵子覆养过冬,气味甘寒而滑,故治五癃。夫膀胱不利为癃。五为土数,土不运行,则水道闭塞,故曰五癃。治五癃,则小便自利。久服坚骨,得少阴之气也。长肌肉,得太阴之气也。坚骨长肌,故轻身延年。

——清·张志聪《本草崇原》

葵子,味甘,微寒,性滑,入足太阳膀胱经。滑窍而开癃闭,利水而泻膀胱。

《金匮》葵子茯苓散,葵子一升,茯苓三两。为末,饮服方寸匕。治妊娠有水气,身重,小便不利,洒淅恶寒,起则头眩。以阳衰土湿,乙木下郁,不能行水,故身重而小便不利。木郁阳陷,是以恶寒。停水瘀阻,阳气浮荡,不能下根,故起则头眩。葵子滑窍而利水,茯苓泻满而渗湿。

妊娠胎气胀满,脾胃不运,积水郁遏,颇难疏决。葵子寒滑通利,善于开窍而行水,以茯苓泻其满,葵子滑其窍,满消而窍利,然后奔注而下。长于滑胎通乳。消散初起奶痈,以其泻湿燥土,滑利经脉之壅塞也。

——清·黄元御《长沙药解》

冬葵子。甘、寒,淡滑。润燥利窍,通营卫,滋气脉,行津液,利二便,消水肿……通关格,下乳滑胎,秋葵夏种,经冬至春作子者,名冬葵子,根、叶同功。春葵子亦滑,不堪入药。

——清·汪昂《本草备要》

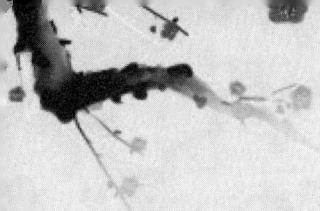

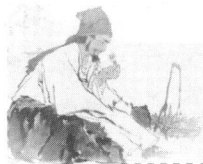

独活 Duhuo

（羌活 Qianghuo）

【处方用名】独活——伞形科 Umbelliferae.

【经文】独活，味苦平。主风寒所击，金疮，止痛，贲豚，痫痓，女子疝瘕。久服，轻身耐老。一名羌活，一名羌青，一名护羌使者。生川谷。

本经要义

独活：张廷模认为羌活与独活在古本草中曾一度混淆。如《神农本草经》谓："独活……一名羌活。"李时珍亦认为，羌活与独活只是产地不同而已。经考证，早期本草所载的独活应是羌活。陶弘景在《本草经集注》中始，明确指出了独活与羌活药材形状、气味、效用、产地的不同，将二者分开。

独活之功效，为祛风、除湿、散寒、止痛。常用于治疗风寒头痛，风湿痹痛，手足挛痛，风湿关节炎，腰膝酸痛等症。

> **独活古本草溯源**
>
> 独活一名，始载于《神农本草经》列为上品。将独活与羌活视为同一种药物。其实是指羌活而言。陶弘景言："独活……羌活形细而多节，软润，气息极猛烈，出益州北部，西川为独活，色微白，形虚大，为用亦相似，而小不如。"

獨活，味苦平。主風寒所擊，金瘡，止痛，賁豚，痫痓，女子疝瘕。久服，輕身耐老。一名羌活，一名羌青，一名護羌使者。生川穀。

祝按：上文说明独活一药，在梁代才开始进入临床，且从形状、气味、效用、产地之不同，将两者分开，而又常与羌活相混用。

苏颂："独活、羌活出雍州川谷或陇西南安。今蜀汉出者佳。春生苗，叶如青麻。六月开花作丛，或黄或紫……《本经》云：二物同一类，今人以紫色而节密者为羌活，黄色而作块者为独活。一说按陶隐居云：独活生西川益州北部。色微白，形虚大，用与羌活相似。今蜀中乃有大独活，类桔梗而大，气味了不与羌活相类，用之微寒而少效。今又有独活亦自蜀中来，形类羌活，微黄而极大，收时寸解干之，气味亦芳烈，小类羌活……古方但用独活。今方既用独活而又用羌活，兹为谬矣。"

祝按：古方所用独活，"紫色而密节者"，显然是指羌活。今人所用者，"类桔梗而大……形类羌活，微黄而极大"。显然是独活。

唐慎微："独活，味苦、甘，平。无毒。主风寒所击，金疮止痛，贲豚痫痓。女子疝瘕，疗诸贼风百节，痛风无久新者。久服轻身耐老。一名羌活，一名羌青，一名护羌使者，一名胡王使者，一名独摇草。"

祝按：唐慎微所著《类证本草》所附药图"风翔独活""茂州独活""文州独活"均为伞形科植物，均为现今所用独活品种。附图"文州羌活""宁化军羌活"亦是伞形科植物。

综上所述：独活一名，始载于《神农本草经》，独活一药单独立名，进入临床使用，始于唐宋时期。宋代以前，羌活、独活常相混用。

风寒：指风邪和寒邪相结合的病邪。临床表现为恶寒，发热轻，头痛，身痛，鼻塞流涕，舌苔薄白，脉浮紧等。如风寒感冒，主要临床症状为发热、恶寒、头痛、身痛无汗、鼻塞身重、喷嚏、流清涕、喉痒咳嗽、骨节酸痛、口不渴、苔薄白、脉浮紧等。

金疮：刀箭外伤，参阅附子"本经要义"金疮解，可互参。

止痛：风、寒、湿三邪所致之痹证，使人腰腿疼痛，两足痿痹难行，独活可治之，故言止痛。

贲豚：奔豚，奔豚气。古病名。（贲，ben，音奔）。《金匮要略·奔豚气病脉证治》："发汗后，烧针令其汗，针处被寒，核起而赤者，必发贲豚。"《黄帝内经灵枢》卷一·邪气脏腑病形第四："肾脉急甚为骨癫疾①"。微急为沉厥奔豚②,足不收,不得前后。"

痫痓:"痫",又称谓"癫痫",俗称"羊痫风",是一种发作性神经异常的疾病,其特征为发作时突然昏倒,面色泛白,口吐涎沫,两目上视,或双目凝视,四肢抽搐,或发出如猪羊的叫声,醒后除感觉疲乏外,一如常人,往往不定时地反复发作。

《黄帝内经素问》卷十三·大奇论篇第四十八:"心脉满大,痫瘛筋挛。肝脉小急,痫瘛筋挛。"意为心脉满而大,体内热盛,就会出现手足抽搐、筋脉拘挛,以及癫痫等症状。肝脉小而细,是肝脏虚寒,也会出现手足抽搐,筋脉拘挛和癫痫之症状。古代,痫、癫二字通用,故痫亦称癫。

《景岳全书》卷三十四·癫狂痴呆:"大奇论曰:心脉满大,痫瘛筋挛。肝脉小急,痫瘛筋挛。二阴急为痫厥。邪气脏腑病形篇曰:心脉缓甚为狂笑,微涩为癫疾,肺脉急甚为癫疾,肾脉急甚为骨癫疾。奇病论。帝曰:人生而有病癫疾者,病名曰何安所得之? 岐伯曰:病名为胎病,此得之在母腹中,时其母有所大惊,气上而不下,精气并居,故令子发为癫疾也。"从以上文字说明《黄帝内经》早就指出"癫痫"病因有遗传因素。孙思邈在其《备急千金要方》卷十四·风癫第五,称痫为"癫痫"。

《诸病源候论》卷四十五·小儿杂病诸候·痫候:"痫者,小儿病也,十岁以上为癫,十岁已下为痫。"多因惊恐或情志失调,饮食不节,劳累过度,伤及肝、脾、肾三经,使风痰随气上逆所致。"痓"中医病名,痓病。

《集韵·至韵》:"痓,风病。"《黄帝内经素问》卷十·气厥论篇第三十

---

① 骨癫疾:骨癫疾是指病邪深入至骨,邪气壅闭而胀满,伴有汗出于外,烦闷于内等现象的病证。属重症。

② 奔豚:五积之一。指肾脏积气。其病发自少腹,上至心下,似豚奔突,上下走窜,故名奔豚。(豚,tun,小猪。泛指猪)。贲豚,指肿块如小猪上下奔跑无定处)《金匮要略》上卷·奔豚气病脉证治第八:"师曰:病有奔豚,有吐脓,有惊怖,有火郁,此四部病,皆从惊发得之。师曰:奔豚病从少腹起,上冲咽喉,发作欲死,复还止,皆从惊恐得之。奔豚,气上冲胸,腹痛,往来寒热,奔豚汤主之。"《难经》将奔豚列为五积之一,属肾之积。《难经》:"五十六难曰:五脏之积……肾之积名曰贲豚,发于少腹,上至心下,若豚状,或上或下无时……故知贲豚以复丙丁日得之。"奔豚证见:有气从少腹上冲胸脘、咽喉,发作时痛苦剧烈,或有腹痛,或往来寒热,病延日久,可见咳嗽、骨痿、上气等症。其病因多由肾藏阴寒之气上逆或肝经气火冲逆所致,治宜温散寒邪或清肝降逆等。

神农本草经
药物解读——从形味性效到临床(4)

39

七："肺移热于肾,传为柔痉。"王冰注："痉,谓骨痉而不随,气骨该热,髓不内充,故骨痉强而不举,筋柔缓而无力也。"

《金匮要略》上卷·痉湿暍[①]病脉证第二："太阳病,发热无汗,反恶寒者,名曰刚痉。太阳病,发热汗出,而不恶寒,名曰柔痉。太阳病,发热脉沉而细者,名曰痉,为难治。太阳病,发汗太多,因致痉。"

《本草纲目》主治第三卷·百病主治药·痉[②]风："即痉病,属太阳、督脉二经。其证发热口噤如痫,身体强直,角弓反张,甚则抽搐[③]。"

《诸病源候论》卷七·伤寒病诸候·伤寒痉候："痉为之病,身热足寒,项颈强,恶寒时头热面目热,摇头卒口噤,背直身体反张是也。此由肺移热于肾,传而为痉。痉有刚柔。太阳病,发热无汗,而反恶寒,为刚痉。发热汗出而恶寒,为柔痉。诊其脉沉细,此为痉也。"

疝瘕:又名瘕疝、蛊。病证名。

一是,因风邪化热传于下焦,与湿相结而致。其症小腹部热痛,溺窍流出白色黏液,类似前列腺炎。治宜用五苓散等方剂。

二是,因风寒与腹内气血相结而致。其症腹皮隆起,推之可移,腹痛牵引胸背,治宜茴香丸。

《诸病源候论》卷三十八·妇人杂病诸候·疝瘕候："疝瘕之病,由饮食不节,寒温不调,气血劳伤,脏腑虚弱,受于风冷,冷入腹内与血气相结所生,疝者痛也,瘕者假也,其结聚浮假而痛,推移而动。妇人病之,有异于丈夫者,或因产后脏虚受寒,或因经水往来,取冷过度,非独关饮食失节,多挟有血气所成也。诊妇人疝瘕,其脉弦急者生,虚弱小者死,又尺脉涩而牢,为血实气虚也。其发腹痛逆满气上行,此为妇人胞中绝伤,有恶血久成结瘕。"

久服轻身耐老:为道家思想,又因在《本经》中属上品,故言"久服轻身耐老"。

---

① 暍:ye。表伤暑,中暑。《说文·日部》:"暍,伤暑也。"《伤寒论》卷二·辨痉湿暍脉证第四:"伤寒所致太阳,痉、湿、暍三种……"

② 痓:同痉,chi,音赤。《圣济总录》卷二十八:"痓又谓之痉者,盖痓痉一类,古人特以强直名之。"

③ 抽搐:瘛疭的别称。指四肢抽搐,伴四指开合,或两手握拳的症状。

药物解读

《中华人民共和国药典》2015 年版一部收载：独活，为伞形科植物重齿毛当归 Angelica pubescens Maxim. f. biserrata Shan et Yuan 的干燥根。

【性味归经】性微温，味辛、苦。归肾、膀胱经。

【功能主治】祛风除湿，通痹止痛。用于治疗风寒湿痹，腰膝疼痛，少阴伏风头痛，风寒挟湿头痛。

【药材鉴别要点】

独活药材略呈圆柱形，下部 2～3 分枝或更多，长 10～30cm。根头部膨大，圆锥状，多横皱纹，直径 1.5～3cm，顶端有茎、叶的残基或凹陷，表面灰褐色或棕褐色，具纵皱纹，有隆起的横长皮孔及稍突起的细根痕。质较硬，受潮则变软，断面皮部灰白色，有多数散在的棕色油室，木部灰黄色至黄棕色，形成层环棕色。有特异香气，味苦辛、微麻舌。

【饮片鉴别要点】

饮片呈类圆形薄片。外表皮灰褐色或棕褐色，具皱纹。切面皮部灰白色至灰褐色，有多数散在棕色油点，木部灰黄色至黄棕色，形成层环棕色，有特异香气。味苦、辛，微麻舌。

【临床药师、临床医师注意事项】

独活，《中国药典》收载的法定品种为伞形科当归属植物重齿毛当归，而目前市面销售品种尚有伞形科独活属植物短毛牛尾独活 Heracleum moellendroffii Hance. 同属植物牛尾独活 Heracleum hemsleyanum Diels. 的根。四川等省区还用以下品种：五加科楤木属植物土当归 Aralia cordata Thunb. 的根和根茎，九眼独活 Aralia henryi Harms. 的根茎及根，伞形科当归属植物毛当归 Angelica pubescens Maxim. 的根。

文献中载独活有养血之功，应系指当归属独活重齿毛当归。

羌活与独活在临床中的相同点与不同点，请参阅羌活"临床药师、临床医师注意事项"。可互参。

医籍选论

独活专入肾。辛苦微温。比之羌活，其性稍缓。凡因风干足少阴肾经，伏而不出，发为头痛，痛在脑齿。则能善搜而治矣。以故两足湿痹不能动履，非此莫痊。风胜湿，故二活兼胜湿。风毒齿痛，肾主骨，齿者骨之余。

头眩目晕，非此莫攻。《肘后方》用独活煮酒，热漱之。缘此有风不动，无风反摇，故名独摇草。摇者动活之意，故名独活。因其所胜而为制也。且有风自必有湿，故羌则疗水湿游风，而独则疗水湿伏风也。羌之气清，行气而发散营卫之邪。独之气浊，行血而温养营卫之气。羌有发表之功，表之表，独有助表之力。表之里，羌行上焦而上理。上属气。故云羌活入气。则游风头痛、风湿骨节疼痛可治。独行下焦而下理，下属血，故云独活入血。则伏风头痛、两足湿痹可治。二活虽属治风，而用各有别。不可不细审耳。去皮焙用。蠡实为使。

——清·黄宫绣《本草求真》

　　独活，根味苦辛甘。气温，气厚味薄，沉而升，阴中阳也。足少阴行经气分之药，本经主风寒所击，金疮止痛，奔豚痫痓，女子疝瘕。治一切风并气，筋骨挛拳，骨节酸痛，中风湿冷，奔喘逆气，皮肤痒，手足挛痛，祛足少阴伏风，百节痛风。凡两足寒湿痹不能动止，非此不治……独活气浊属阴，善行血分，敛而能舒，沉而能升，缓而善搜，可助表虚。故入太阴肺少阴肾，以理伏风。独活细而低，治足少阴伏风而不治太阴。

——清·杨时泰《本草述钩元》

羌活　Qianghuo

【处方用名】羌活——伞形科 Umbelliferae.

参阅"独活"经文及本经要义，可互参。

羌活为中医常用散寒解表，祛风除湿，利关节，止痛药。主要用于外感风寒，湿痹头痛，风水浮肿，疮疡肿毒等症。

《神农本草经》将羌活列为独活之别名，谓"独活，一名羌活……"实际上其经文所述内容应是羌活，而非独活。

陶弘景在《本草经集注》独活条云："药名无豚实，恐是蠡实。此州郡县并是羌活。羌活形细而多节，软润，气息极猛烈……"所述之羌活形状特征与现今所用羌活完全一致。

宋·苏颂《本草图经》所载药图"文州羌活""宁化军羌活"，均为伞形科植物，与现今所用羌活相符。

李时珍在《本草纲目》中云："独活以羌中来者为良，故有羌活、胡王使者诸名，乃一物二种也。"时珍又曰："独活、羌活乃一类二种，以他地者为独活,西羌者为羌活,苏颂说颇明。

按王贶^①《全生指迷方》云:"羌活须用紫色有蚕头鞭者。独活是极大羌活有臼如鬼眼者。""羌活须用紫色有蚕头鞭节者",正是指蜀川西羌地区所产的"蚕羌"。"独活是极大羌活有臼如鬼眼者",是指五加科楤木属植物九眼独活。

药物解读

《中华人民共和国药典》2015 年一部收载:羌活为伞形科植物羌活 *Notopterygium incisum* Ting ex H. T. Chang 或宽叶羌活 *Notopterygium forbesii* H. de Boiss. 的干燥根茎及根。

【性味归经】性温,味辛、苦。归膀胱、肾经。

【功能主治】解表散寒,祛风除湿,止痛。用于治疗风寒感冒,头痛项强,风湿痹痛,肩背酸痛等。

【药材鉴别要点】

羌活药材呈圆柱状略弯曲,长 3～13cm,直径 0.5～2.5cm,顶端残留茎痕。表面棕褐色至黑褐色,外皮脱落处显黄色。节间很短,呈紧密隆起的环状节,形似蚕体,习称"蚕羌"。有的节间延长,形如竹节状,习称"竹节羌"。节上有多数点状和瘤状突起的根痕及棕色破碎鳞片。体轻,质脆,易折断,断面不平坦,有多数裂隙,横切面皮部黄棕色至暗棕色,油润,放大镜下可见多数棕黄色油点,俗称"朱砂点",木部黄白色,射线明显,髓部黄棕色。又因形如螺蛳,民间习称"螺蛳羌活"。具特殊香气,味微苦而辛。

宽叶羌活:药材根茎呈圆柱形,顶端具茎和叶鞘残基,根呈类圆锥形,有纵皱纹及皮孔;表面棕褐色,近根茎处有较密的环纹,长 8～15cm,直径 1～3cm,习称"条羌"。有的根茎粗大,不规则结节状,顶部具数个茎基,根较细,习称"大头羌"。质松脆,易折断。断面略平坦,横切面皮部浅棕色,木部黄白色。气味较淡,味微苦而辛。

【饮片鉴别要点】

饮片为横切厚片,呈类圆形,或呈不规则斜切片,表面棕褐色至黑褐

---

① 王贶(kuang),宋代医学家。在 1126 年著有《济世全生指迷方》三卷,简称《全生指迷方》。

色,切面外侧棕褐色,木部黄白色,有的可见放射状纹理,体轻,质脆,具特殊香气,味微苦而辛。

【拓展阅读——中药饮片鉴定专用术语】

蚕羌　特指羌活中根茎节间很短,呈紧密隆起的环状节,形似蚕体。

竹节羌　特指羌活中根茎环节延长,形似竹节状。

朱砂点　特指中药材平整横切面上可见散在的棕色或黄橙色油室点。

大头羌　特指宽叶羌活中根茎粗大,不规则结节状,顶部具数个茎基,根较细者。

【拓展阅读——目前国内常见非正品羌活】

1. 云南羌活　云南羌活,习称龙头羌活、蛇头羌活,系伞形科植物心叶棱子芹 *Pieurospermum rivulorum* K. T. Fu et Y. C. Hof. 的根茎及根。

2. 新疆羌活　新疆羌活,系伞形科当归属植物林当归 *Angelica silvestris* L. 的根茎和根。

【临床药师、临床医师注意事项】

羌活、独活,古代混用。然二者形色有异,气味亦有浓淡之殊。羌活之气尤胜,能直上巅顶,横走肢臂,具搜风通痹之职;独活能止能通行胸腹腰膝,羌活专主上部之风寒湿邪,与独活专主身半以下,其功尤捷。

清代张璐:"羌活乃却乱反正之主帅……风能胜湿,故羌活能治水湿,与芎藭同用,治太阳、厥阴头痛,发汗散表,透关利节,非时感冒之仙药也。昔人治劳力感寒,于补中益气汤中用之,深得补中寓泻之意。"

羌活、独活为祛风除湿之有效药物。然羌活善治头项脊背之痛,独活能治腰腿足胫之痛,故上半身风湿痛投羌活,下半身风湿痛投独活;两药相须为用,全身风湿痹痛可治也。俗称:羌活主上,独活主下。

医籍选论

羌活根性温,味苦辛,气味俱薄,浮而升,阳也。手足太阳行经风药,并入足厥阴少阴经气分。治风邪在表在上。治诸风掉眩,口面㖞斜。凡风湿相乘,或风寒湿痹,酸痛不仁,筋骨挛拳,偏身痹血癞,并散痈疽败血。

羌浮而升,独沉而升;羌活气雄,故大无不通,小无不入,治足太阳风湿相搏,头痛肢节痛,一身尽痛,为却乱反正之主药。独活气细,细者治足少阴伏风头痛,两足湿痹不能动上。而不治太阳之证。羌入太阳,独入少阴,一表一里，似气血之原已分矣。后人用治三时寒疾，以代麻黄桂枝，有孕妇初春外寒，病于足太阳腑，为头痛骨痛，更瘀于足少阴脏，为腰痛，表里俱病，气血两伤，此本麻黄桂心所治病，而药在所禁。但用羌活为君，入太阳，独活为臣，以入肾，一剂便效。

——清·杨时泰《本草述钩元》

祝按：这是古人和前辈羌活、独活联用，称之为二活之精微所在。

羌活，散足太阳膀胱游风头痛，兼治风湿相搏骨节痛。

羌活，专入膀胱，兼入肝、肾。辛苦性温，味薄气雄，功专上升。凡病因于太阳膀胱，而见风游于头，发为头痛。经曰：身半以上。风受之也。身半以下，湿受之也。故风多达巅顶。并循经脊强而厥，发为刚痉①、柔痉②。足太阳之脉行于身背，凡伤寒无汗为刚痉，伤风有汗为柔痉，痉症皆是风寒于太阳，故见脊强。并当用此调治。痉症宜同独活调治，头痛宜同川芎调治。若血虚见痉忌用。且能兼入足少阴肾、足厥阴肝，而使肌表八风③之邪。并周身风湿相搏百节之痛，皆能却乱反正，而治无不愈者也。盖羌活、独活虽皆治风之品。

——清·黄宫绣《本草求真》

羌活初出土时，苦中有甘，暴干则气味苦辛，故《本经》言气味苦甘辛，其色黄紫，气甚芳香，生于西蜀，禀手足太阴金土之气化。风寒所击，如客在门而叩击之，从皮毛而入肌腠也。羌活禀太阴肺金之气，则御皮毛之风寒。禀太阴脾土之气，则御肌腠之风寒，故主治风寒所击。

金疮止痛，禀土气而长肌肉也。奔豚乃水气上奔，土能御水逆，金能益子虚，故治奔豚。痫痉、风痫、风痉也。金能制风，故治痫痉。肝木为病，疝气，瘕聚。金能平木，故治女子疝瘕。久服则土金相生，故轻身耐老。

——清·张志聪《本草崇原》

---

① 刚痉：痉病之一种。出自《金匮要略》痉湿暍病脉证治。症见发热无汗，恶寒，颈项强急，头摇口噤，手足挛急或抽搐，甚则角弓反张，脉弦紧。治宜葛根汤。

② 柔痉：痉病之一种。出自《金匮要略》痉湿暍病脉证。一作柔痓。《丹溪心法》指阴痉。多因感受风湿之邪所致。症见身热汗出，颈项强急，头摇口噤，手足抽搐，甚则角弓反张，脉沉迟等。治宜瓜蒌桂枝汤加减。

③ 八风：经外穴名。出自《奇效良方》。八风穴在左右共八穴。主治足趾麻木、头痛、牙痛、蛇咬伤等。

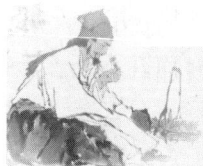

厚朴 Houpo

【处方用名】厚朴——木兰科 Magnoliaceae.

【经文】厚朴,味苦温,主中风伤寒,头痛,寒热惊悸,气血痹,死肌,去三虫。

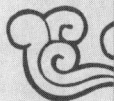

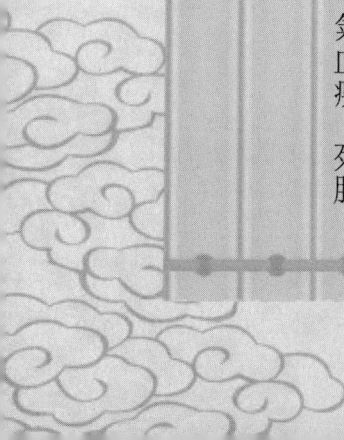

本经要义

厚朴:古今所用厚朴品种和入药部位,加工炮制方法未发生任何变化,延续至今。

《吴普本草》:"厚朴,一名厚皮。神农、岐伯、雷公:苦,无毒。李氏:小温,生交阯。"

《名医别录》:"厚朴,大温,无毒。主温中,益气,消痰,下气,治霍乱及腹痛,胀满,胃中冷逆,胸中呕不止,泄痢,淋露,除惊,去留热,止烦满,厚肠胃。一名厚皮,一名赤朴。其树名榛,其子名逐杨。治鼠瘘,明目,益气。生交阯。三月、九月、十月采皮,阴干。"

《本草经集注》:"厚朴,今出建平,宜都,极厚,肉紫色为好,壳薄而白者不如。用之削去上甲错皮。世方多用,道家不须也。"

祝按:陶弘景认同《吴普本草》之说:厚朴应使用皮厚者,薄皮色白不可用。"用之削去上甲错皮"。即除去其木栓层非入药部分,保证药品质量有效精度。张仲景用厚朴需"去皮"(仲景对所用皮类药物均注解"去皮",如肉桂。)

《图经本草》:"厚朴,出交阯冤句,今京西、陕西、江淮、湖南、蜀川山谷中往往有之，而以漳州、龙州者为上。木高三四丈，径一二尺。春生，叶如槲叶，四季不凋；红花而青实；皮极鳞皱而浓，紫色多润者佳，薄而白者不堪。三月、九月、十月采皮，阴干。"

祝按：《广雅》谓之重皮，方书或作浓皮。所附药图"商州厚朴"和"归州厚朴"即现今木兰科植物厚朴。

性苦温：《本经》言：厚朴性温，味苦，统编教材《临床中药学》和《中华人民共和国药典》载：厚朴，性温，味苦、辛。归脾、胃、肺、大肠经。

中风：有二意。

一是，中医病名，又谓之"卒中""卒中风"（因中风为猝然发生昏仆、不省人事等症，或突然口眼㖞斜、半身不遂、言语不利的病证，而故名。）《金匮要略》上卷·中风历节病脉证并治第五："夫风之为病，当半身不遂……邪在于络，肌肤不仁；邪在于经，即重不胜；邪入于府，即不识人；邪入于藏，舌即难言，口吐涎。"

中风之真中风与类中风

真中风 指外中风邪而致猝然倒地，昏不知人，或见口眼㖞斜，半身不遂，舌强不能言的症状。

类中风 又称"类中"。指风从内生而非外中风邪的中风病证。多由肾阴不足，心火炽盛，肝阳偏亢，肝风内动；或气虚，气逆；或血脉痹阻；或为湿痰壅盛，化热生风，而非外中风邪所致。但亦可由外邪引动而发病。其主要症状：猝然昏仆，口眼㖞斜，半身不遂。常见于脑血管意外。

二是，泛指外感风邪之病证，即外感疾病，是太阳表证的一个类型。《伤寒论》卷二·辨太阳病脉证并治法第五："太阳病，发热，汗出，恶风，脉缓者，名为中风。"此处中风，系指外感性疾病。

伤寒：中医病名。

一是指，广义之伤寒。为多种外感热病的总称。《黄帝内经素问》卷九·热论篇第三十一："今夫热病者，皆伤寒之类，或愈或死，其死皆以六七日之间，其愈皆以十日以上者何也？不知其解，愿闻其故。岐伯对曰：巨阳①者,诸阳之属②也,其脉连于风府③,故为诸阳主气也。人之伤于寒也,则为病热,热虽甚不死;其两感④于寒而病者,必不免于死。"

二是指,狭义伤寒。指外受寒邪,感而即发的病变。《难经》第四部分·疾病·第五十八难:"伤寒有五:有中风,有伤寒,有湿温,有热病,有温病,其所苦各不同。"其中所谓"有伤寒",即指狭义伤寒。《伤寒论》卷二·辨太阳病脉证并治第五:"太阳病,或已发热,或未发热,心恶寒,体痛,呕逆,脉阴阳俱紧者,名曰伤寒。"此"伤寒"指太阳表证,也是指狭义之伤寒。

三是,泛指冬季感受寒邪所致之病证。又名:"正伤寒"。晋·王叔和《伤寒例》:"冬时严寒,触冒之者,乃名伤寒耳。"又云:"从霜降以后,至春分以前,凡有触冒霜雾,中寒即病者,谓之伤寒。"王氏除说明了发病的原因外,还认为发病有一定的季节性。

头痛:病证名。《黄帝内经素问》卷五·平人气象论篇十八:"欲知寸口太过与不及,寸口之脉中手短者,曰头痛。"

头痛为常见临床症状之一。整个头部以及头的前部、后部、巅顶、偏侧部等的疼痛,总称谓头痛。头为诸阳之会,精明之府,五脏六腑之气血皆汇上于此。凡六淫外感,脏腑内伤,导致阳气阻塞,浊邪上踞,肝阳上亢,精髓气血亏损,经络运行失常等,均能导致头痛。从病因来分,有外感头痛(感冒头痛、厥逆头痛、风寒头痛、风热头痛、风湿头痛等)、内伤头痛(气虚头痛、阳虚头痛、血虚头痛、阴虚头痛、肝阳头痛、伤食头痛、伤酒头痛等)。从经络来分,有三阳头痛(太阳头痛、阳明头痛、少阳头痛等),三阴头痛(太阴头痛、阳明头痛、少阳头痛等)。从病情轻重、病程长短、发作规律以及疼痛部位,有真头痛⑤、头

---

① 巨阳:指太阳。"巨"通"大""太"。
② 属:统属、统管之意。
③ 风府:穴位名。在颈后入发际一寸许,属督脉经。
④ 两感:指阴阳表里两经同时受邪发病。如太阳、少阴两病;阳明、太阴同病;少阳、厥阴同病。
⑤ 真头痛:由风寒邪气入脑所致。症见剧烈头痛,引脑及巅,手足逆冷至肘膝关节,病情多属危重之疾。《黄帝内经灵枢》卷五·厥病第二十四:"真头痛,头痛甚,脑尽痛,手足寒至节,死不治。"

风、偏头风、雷头风①、脑风②、巅顶痛等。

寒热：详见连翘"本经要义"之"寒热"解，可互参。

惊悸："惊"通"惊"。"惊悸"通"惊悸"。惊，原意为马因突然受外来的刺激而精神紧张，行动失常。《说文·马部》："惊，马骇也。"表恐惧，惶恐。《尔雅·释诂上》："惊，惧也。"《古今韵会举要·庚韵》引《增韵》："惊，惶也。"

悸，①心惊跳。《说文·心部》："悸，心动也。"《黄帝内经素问》卷二十·气交变大论篇第六十九："民病身热烦心躁悸，阴厥上下中寒，谵妄心痛，寒气早至，上应辰星。"王冰注："悸，心跳动也。"②表惊恐，惧怕。《楚辞·王逸〈九思·悼乱〉》："惶悸兮失气，踊跃兮距跳。"王延寿注："悸，惧也。"宋·苏轼《巫山》："苍崖忽相遇，绝壁凛可悸。"

惊悸，指由于惊骇而悸。或心悸而易惊，恐惧不安的病证。多先有心气内虚的内在因素。因心血不足者，则见面色萎黄，头晕目眩；因心阳衰弱，则见面色苍白，头晕神倦，肢冷形寒；因心肾亏损者，则见心烦少寐，头目昏眩，耳鸣腰酸；因水饮内停者，则见心下胀满，小便不利，头眩晕，甚则浮肿气喘，形寒肢冷；因痰热上扰者，则见痰多胸闷，善惊，恶梦纷扰；因瘀血内阻的，则见胸闷不舒，甚或心痛陈作，短气喘息，舌色紫暗，脉涩或结代等。《诸病源候论》卷三·虚劳病诸候·虑劳惊悸候："心藏神而主血脉，虚劳损伤血脉，致令心气不足，因为邪气所乘，则使惊而悸动不定。"

气血痹：即气痹、血痹的合称。"痹"泛指邪气闭阻肢体、经络、脏腑所引起的多种疾病。《黄帝内经素问》卷十二·痹论篇第四十三："风寒湿三气杂至，合而为痹也。其风气胜者为行痹，寒气胜者为痛痹，湿气胜者为著痹也……以冬遇此者为骨痹，以春遇此者为筋痹，以夏遇此者为脉痹，以至

---

① 雷头风：多由风邪外袭，或痰热生风，或湿毒郁结所致，其症见头面起核块，肿痛红赤，或憎寒壮热，或头痛，头痛时自觉有雷鸣之声。根据病势缓急，又有大雷头风和小雷头风之分。明·王肯堂在《证治准绳·杂病·七窍目》中云："此证不论偏正，但头痛倏疾而来，疼至极而不可忍，身热目痛，便秘结者，曰大雷头风。若痛从小至大，大便先润后燥，小便先清后涩，曰大雷头风。大者害速，小者稍迟。随有大小之说，而治则同一。"治宜清宣升散。可用清震汤、祛痰丸、荆防败毒饮等。

② 脑风：病名。多因风邪上入于脑所致，属头风一类疾患。其症状：项背怯寒，脑户极冷，痛不可忍。《黄帝内经素问》卷十二·风论篇第四十二："风气循风府而上，则为脑风。"

阴遇此者为肌痹，以秋遇此者为皮痹。"

气痹，指由于情志刺激等因素所引起的痹证。《中藏经》："气痹者，愁思喜怒过多则气结于上，久而不消则伤肺，肺伤则生气渐衰而邪气愈胜。留于上则胸腹痹而不能食；注于下则腰脚重而不能行；攻于左则左不遂，冲于右则右不仁，贯于舌则不能言，遗于肠中则不能溺；壅而不散则痛，留而不聚则麻。真经既损，难以医治。邪气不胜，易为痊愈……宜节忧思以养气，慎喜怒以全真，此最为良法也。"

血痹，病证名，出自《黄帝内经灵枢》卷十二·九针论第七十八："五邪：邪入于阳，则为狂；邪入于阴，则为血痹。"因气血虚弱，邪入血分所致之痹证。由于当风睡卧，或因劳汗出，风邪乘虚侵入，使气血闭阻不通所致。症见身体不仁，肢节疼痛，脉为涩，尺脉小紧等。《金匮要略》上卷·血痹虚劳病脉证并治第六："问曰：血痹病从何得之？师曰：夫尊荣人骨弱肌肤盛，重因疲劳汗出，卧不时动摇，加被微风遂得之。但以脉自微涩在寸口，关上小紧，宜针引阳气，令脉和，紧去则愈。""血痹，阴阳俱微，寸口关上微，尺中小紧，外证身体不仁，如风痹状，黄芪桂枝五物汤主之。"

死肌：属痹证范畴，风、寒、湿邪侵入皮肤、肌肉、血脉所致，皮肤肌肉沉重麻木不仁。如著痹、周痹等，与前文"气血痹"相关。

三虫：详见蘼芜"本经要义"之"去三虫"解。可互参。

药物解读

《中华人民共和国药典》2015 年版一部收载：厚朴木兰科植物厚朴 *Magnolia officinalis* Rehd. et Wils. 或凹叶厚朴 *Magnolia officinalis* Rehd. et Wils. var. biloba Rehd. et Wils. 的干燥干皮、根皮及枝皮。

【性味归经】性温，味苦、辛。归脾、胃、肺、大肠经。

【功能主治】燥湿消痰，下气除满。用于治疗湿滞伤中，脘痞吐泻，食积气滞，腹胀便秘，痰饮喘咳。

【药材鉴别要点】

干皮 呈卷筒状或双卷筒状，长 30～35cm，厚 0.2～0.7cm，习称"筒朴"；近根部的干皮一端展开如喇叭口，长 13～25cm，厚 0.3～0.8cm，习称"靴筒朴"。外表面灰棕色或灰褐色，粗糙，有时呈鳞片状，较易剥落，有明显椭圆形皮孔和纵皱纹，刮去粗皮者显黄棕色。内表面紫棕色或深紫褐色,较平滑,具细密纵纹,划之显油痕。质坚硬,不易折断,断面颗粒性,外层灰棕色,内层紫褐色或棕色,有油性,有的可见多数小亮星。气香,味辛辣、微苦。

根皮(根朴) 呈单筒状或不规则块片;有的弯曲似鸡肠,习称"鸡肠朴"。质硬,较易折断,断面纤维性。

枝皮(枝朴) 呈单筒状,长10~20cm,厚0.1~0.2cm。质脆,易折断,断面纤维性。

【饮片鉴别要点】

饮片须刮去粗皮(木栓层),润透,切丝,干燥。饮片呈弯曲的丝条状或单双卷筒状,宽丝不能超过10mm,外表面灰褐色,有时可见椭圆形皮孔或纵皱纹。内表面紫棕色或深紫褐色,较平滑,具细密纵纹,划之显油痕。切面颗粒性,有油性,有的可见小亮星。气香,味辛辣,微苦。

【拓展阅读——中药饮片鉴别专用术语】

筒朴 特厚朴的干皮加工成单筒状或双筒卷筒状。

鸡肠朴 特指厚朴根皮呈单筒状,常弯曲,形状如鸡肠状。

靴筒朴 特指厚朴近根部之干皮一端展开形如喇叭口,形似鞋靴口状。

亮银星 指某些中药饮片的一些成分在表面常析出结晶,在光照下可见点状闪光,又称"冰糖点"。

【拓展阅读——仲景应用厚朴情况】

仲景用厚朴共计有14方。其中注明用量的有11方。其中剂量半斤的有3方,四两的有2方,二两的有2方,五两、三两、八两、一尺的各1方。

1. 汤方与剂量特殊几个方剂

大承气汤 大黄四两,酒洗。厚朴半斤,炙,去皮,枳实五枚,炙,芒硝三合。(厚朴先煎)。

小承气汤 大黄四两,厚朴二两,炙,去皮,枳实三枚。(厚朴与其他药共煎)。

厚朴三物汤 厚朴四两,枳实五枚,大黄四两(厚朴先煎)。

厚朴大黄汤 厚朴一尺,枳实四枚,大黄六两(厚朴与其他药共煎)。

2. 张仲景应用厚朴治疗气血痹经文

《金匮要略》上卷·胸痹心痛短气病脉证治第九:"胸痹,心中痞气,气结在胸,胸满,胁下逆抢心,枳实薤白桂枝汤主之。"

枳实四枚,厚朴四两,薤白半斤,桂枝一两,栝楼实一枚,捣(厚朴先煎)。

上五味,以水五升,先煎枳实、厚朴,取二升,去渣,内诸药,煮数沸,分温三服。

【拓展阅读——目前市场上常见厚朴伪劣品种】

木兰科植物湖北木兰 *Magnolia sprengeri* Pamp. 的干燥树皮。

木兰科植物四川木莲 *Magnolia szechuanica* Hu. 的干燥树皮。

木兰科植物紫玉兰 *Magnolia liliflora* Desr. 的干燥树皮。

木兰科植物凹叶木兰 *Magnolia sargentiana* Rehd. et Wils. 的干燥树皮。

木兰科植物山玉兰 *Magnolia delacayi* Franch. 的干燥树皮。

木兰科植物西康玉兰 *Magnilia wilsonii*（Finet. et. Gagnep.）Rchd. 的干燥树皮。

樟科植物大叶新木姜 *Neolitsea levinei* Merr. 的干燥树皮。

玄参科植物白桐皮 *Paulownia tomentosa*（Thunb.）Steud. 的干燥树皮。

以上均没有正品厚朴之主要特征,注意鉴别。

【临床药师、临床医师注意事项】

➤ 厚朴入药,一定要炮制后应用,不能直接用生品。

➤ 厚朴的花蕾,同等入药,性微温,味苦,归脾、胃经。功能主治:芳香化湿,理气宽中。用于治疗脾胃湿阻气滞,胸脘痞闷,胀满,纳谷不香等。

医籍论选

厚朴气味苦温,色赤性烈,花实咸红,冬不落叶,肉浓色紫,盖禀少阳木火之精,而通会于肌腠者也。主治中风伤寒头痛寒热者,谓能解肌而发散也。助木火之精气,故能定肝心之惊悸也。气血痹者,津液随三焦出气以温肌肉,肝主冲任之血,充肤热肉,痹则气血不和于肌腠。厚朴气温色紫,能解气血之痹而活死肌也。去三虫者,三焦火气内虚,则生虫。厚朴得少阳之火化,而三虫自去矣。

愚按:厚朴色赤性烈,生用则解肌而达表,禀木火之气也。炙香则运土而助脾,木生火而火生土也,《金匮》方中厚朴大黄汤,用厚朴一尺,取象乎脾也。

—— 清·张志聪《本草崇原》

厚朴气温,禀天春升之木气,入足厥阴肝经;味苦无毒,得地南方之火味,入手少阴心经,气味升多于降,阳也。

—— 清·叶天士《本草经解》

厚朴气温,禀木气而入肝;味苦无毒,得火味而入心。然气味厚而主降,降则温而专于散,苦而专于泄,故所至皆为实证。

中风有便溺阻隔证,伤寒有下之微喘证,有发汗后腹胀满证、大便硬证,头痛有浊气上冲证,俱宜主以厚朴也。至于温能散寒,苦能泻热,能散能泄,则可以解气逆之惊悸。能散则气行,能泄则血行,故可以治气血痹及死肌也。三虫本湿气所化,厚朴能散而泄之,则三虫可去也。

宽胀下气,经无明文,仲景因其气味苦温而取用之,得《本经》言外之旨也。

—— 清·陈修园《神农本草经读》

厚朴。味苦、辛,微温,入足阳明胃经。降冲逆而止嗽,破壅阻而定喘,善止疼痛,最消胀满。

厚朴苦辛下气,善破壅塞而消胀满,下冲逆而定喘嗽,疏通郁迫,和解疼痛,除反胃呕吐,疗肠滑泄利,消宿食停水,调泄秽吞酸,止肠胃雷鸣,平霍乱转筋,下冲消滞物也。去皮,姜汁炒。

—— 清·黄元御《长沙药解》

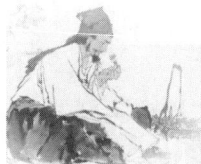

露蜂房　Lufengfang

【处方用名】蜂房——马蜂科 Polistidae.

【经文】露蜂房，味苦平。主惊痫瘛瘲，寒热邪气，癫疾，鬼精，蛊毒，肠痔。火熬之良。一名蜂肠。生山谷。

本经要义

露蜂房：梁·陶弘景《本草经集注》："露蜂房……此蜂房多在树腹中及地中，今此曰露蜂房，当用人家屋间及树枝间包裹者。"

宋·苏颂《图经本草》："露蜂房，生牂牁山谷。今处处山林中皆有之，此木上大黄蜂窠也。大者如瓮，小者如桶，其蜂黑色，长寸许，螫牛、马及人乃至欲死，用此尤效。人家屋间亦往往有之，但小而力慢，不堪用，不若山林中得风露气者佳。"所附药图"蜀州露蜂房"，乃山林树上所生。

唐·苏敬等《新修本草》："此蜂房，用树上悬得风露者。"故名露蜂房。

宋·寇宗奭《本草衍义》："露蜂房有两种：一种小而色淡黄，窠长六七寸至一尺，阔二三寸，如蜜脾下垂一边，多在丛木深林之中，谓之牛舌蜂。一种多在高木之上，或屋之下，外面围如三四斗许，或一二斗，中有窠如瓠状，由此得名之瓠蜂，其色赤黄，大于诸蜂。今人皆兼用之。"

味苦平：《本经》言：露蜂房，性平，味苦。统编

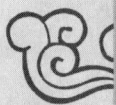

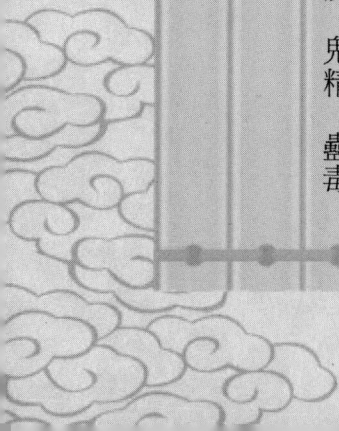

露蜂房，味苦平。主惊痫瘛瘲，寒热邪气，癫疾，鬼精，蛊毒，肠痔。火熬之良。一名蜂肠。生山谷。

教材《临床中药学》和《中华人民共和国药典》均载:蜂房,性平,味甘。归胃经。

惊痫:"惊"通"惊"。原意指马因受突然外界刺激而使精神紧张,行动失常。《说文·马部》:"惊,马骇也。"唐·杜甫《戏赠友二首》之二:"马惊折左臂,骨折面如黑。"引申指小儿惊风症。《诸病源候论》卷四十五·小儿杂病诸候·惊候:"小儿惊者,由血气不和,热实在内,心神不定,所以发惊,甚者掣缩变成痫。"

"痫"通"痫"。中医病名。发作时四肢痉挛、意识消失,即羊痫风一类疾病。《说文·疒部》:"痫,病也。"《玉篇·疒部》:"痫,小儿瘨病。"《诸病源候论》卷四十五·小儿杂病诸候·痫候:"痫者,小儿病也。十岁以上为癫,十岁以下为痫,其发之状:或口眼相引,而目睛上摇;或手足掣纵;或背脊强直;或颈项反折。"

惊痫,一是,指急惊风发作,为儿童常见病证之一。二是,指小儿痫证的类型之一。惊即惊厥,在儿科疾病中,凡因风而出现惊厥抽搐症状,统称为惊风。急惊风以发病急速、高热、眼红、昏迷抽搐、角弓反张、面目上视、牙关紧闭、口吐白沫、痰声辘辘等为主。其外感六淫所引起,初期伴有发热等;或由惊恐诱发,多不发热,或发热不高,睡中惊惕啼哭;或由痰积食滞所致,有腹胀痛、便秘或大便腥臭,呕吐嗳酸。凡急性热病有上述症状这均属急惊风。《小儿卫生总微论方》:"小儿惊痫者,轻者但身热面赤,睡眠不安,惊惕上窜,不发搐者,此名惊也;重者上视身强,手足拳发搐者,此名痫也。"《备急千金要方》:"起于惊怖大啼,乃发作者,此惊间也。"《诸病源候论》卷四十五·小儿杂病诸候·惊痫候:"惊痫者,起于惊怖大啼,精神伤动,气脉不定,因惊而发作成痫也。初觉儿欲惊,急持抱之,惊自止,故养小儿常慎惊,勿闻大声。每持抱之间,常当安徐,勿令怖。又雷鸣时,当常塞儿耳,并作余细声以乱之。"

其他药物,鹿茸、僵蚕、蚤休、蚱蝉等"本经要义"之"惊痫"项,可互参。

瘛疭:(che zong 掣纵)。俗称"抽风",表现为痫病、惊风、手足痉挛,为小儿惊风的一个症状。"瘛"是筋急挛缩;"疭",为"瘲"的简写字,是筋缓纵伸。"瘛疭"是形容手足时伸时缩抽动不止的状态,是热极生风、肝风内动的症候。

《黄帝内经素问》卷二十·气交变大论篇第六十九:"岁土太过……甚

则肌肉瘘,足痿不收,行善瘈,脚下痛,饮食中满食减,四肢不举。"如果土气太过(过度亢盛),反而会伤害属于土的脾脏,而出现肌肉萎缩,两足痿弱不能行走,筋脉拘挛抽搐,脚底疼痛,或者形成痰饮,脘腹胀满,食欲减退,四肢不能举动等病证。

清·吴瑭《温病条辨》卷六·解儿难·痉病瘈病总论:"瘈者,蠕动引缩之谓,后人所谓抽掣、搐搦不止者,瘈也。时作时止,止后或数日,或数月复发,发亦不待治而自止者,痫也。"

寒热: 详见巴豆、蚱蝉、连翘等"本经要义"之"寒热"解。可互参。

邪气: 详见远志、香蒲、茵陈等"本经要义"之"邪气"解。可互参。

瘨疾:"瘨"通"癫"。音 dian。一是,指癫痫病。《说文》:"瘨,病也。"《神农本草经》:"蛇床子……利关节,瘨痫恶疮……"二是,指癫狂。《黄帝内经素问》卷十一·腹中论篇第四十:"帝曰:夫子数言热中消中,不可服高粱芳草石药,石药发瘨,芳草发狂。""石药发瘨,芳草发狂。"王冰注:"多喜曰瘨;多怒曰狂。""瘨"又读 chen,指腹胀病。《说文·疒部》:"瘨,腹张①。"段玉裁注:"瘨,与脹②、瞋③字意略同。"《集韵·真韵》:"瘨,腹胀病。"

瘨疾,指"癫痫"一类疾病。可参阅蚤休等本经要义"癫疾"解,可互参。

鬼精: 详见麝香、商陆等"本经要义"之"鬼精"解,可互参。

蛊毒: 详见麝香、女青、鹿藿等"本经要义"之"蛊毒"解,可互参。

肠痔: 有两解,一是,指直肠道疾患,如脱肛症。二是,指内外痔病。

火熬之良:①表蜂房用火制,如煅或火烤等,"熬"应作"炙"解,如《伤寒论》汤方中"水蛭"之"煮黄",应作"炒黄"解。《说文·火部》:"熬,干煎也。"②"干"表干燥。《集韵·寒韵》:"干,燥也。"③表蜂房炮炙后研末调服、调敷、冲服、煎服。

---

① 张:通"胀"。

② 脹:chen。胀起,胀大。《说文·肉部》:"脹,起也。"《广韵·真韵》:"脹,肉胀起也。"引申为肌肉、皮肤肿胀。《黄帝内经素问》卷二·阴阳应象大论篇第五:"清气在下,则飧泄;浊气在上,则生脹胀。"经文简义:如果人体脾土的阳气下陷而不升,则会产生完谷不化的腹泻病;如果胃中的浊阴之气堵塞在上而不降,则会产生胃脘胀满类之疾病。

③ 瞋,音 chen。指目胀。《说文》:"瞋,张目也。从目,真声。"表睁大眼睛。《说文·目部》:"瞋,张目也。"《汉书·张耳传》:"将军瞋目张胆,出万死不顾之计,为天下除残。"《红楼梦》第三回:"虽怒时而似笑,即瞋视而有情。"

药物解读

《中华人民共和国药典》2015 年版一部收载：蜂房，为胡蜂科昆虫马蜂 *Polistes olivaceous*(DeGeer)、日本长脚胡峰 *Polistes japonicus* Saussure 或异腹胡峰 *Parapolybia varia* Fabricius. 的巢。

【性味归经】性平，味甘。归胃经。

【功能主治】攻毒杀虫，祛风止痛。用于治疗疮疡肿毒，乳痈，瘰疬，皮肤顽癣，鹅掌风，牙痛，风湿痹痛。

【药材鉴别要点】

药材呈盘状或呈不规则的扁块状，有似莲房状，大小不一。表面灰白色至灰褐色，腹面有多数整齐的六角形房孔，孔径 3～4mm，至 6～8mm，背面有一个或数个黑色短柄。体轻，质韧，略有弹性，气微，味辛淡。

【饮片鉴别要点】

蜂房饮片呈不规则的扁块状，大小不一，表面灰白色，有多数六角形房孔，背面灰褐色，多斑点，体轻质韧，稍有弹性，似纸质。

蜂房从唐代开始使用辅料和采用不同的方法炮制。近年来各地的炮制规范中收载多为生用，亦有煅用、炒炭用、清炒用等。炒蜂房表面老黄色，蜂房炭表面焦黑色。煅蜂房呈不规则的块状，大小不一，黑褐色。酒制蜂房形如蜂房，略有酒气。

医籍论选

蜂房是胡蜂所结之窠，悬于树上，得风露者，故名露蜂房，乃水土所结成。蜂房水土结成，又得雾露清凉之气，故主祛风解毒，镇惊清热。仲祖鳖甲煎丸用之，近医用之治齿痛，褪管，攻毒，解毒，清热祛风。学者以意会之可也。

——清·张志聪《本草崇原》

露蜂房，气味甘平有毒。主治惊痫，瘈疭寒热，癫疾，为喜笑不常，颠倒错乱。多喜为之颠，多怒为之狂。阳得阴明于表，阴得阳明于里。阳气偏外，表里阴阳失明，则癫病至。阴气偏盛则谵言如有鬼状。里明偏甚则虫动不安，而为蛊毒。以蜂房之甘味，内缓土气，以秋金之气，收偏外之阳气内藏,成土藏中,阳内藏阴土之阴,得其阳生,得其阳明,则癫病已。阴得阳气温生。阴得阳明,谵言如鬼状则除。虫得阳气温养而安,不为蛊毒,下之阴得阳气,不为肛脱若痔。用之火炙透为佳。曰,邪气癫疾鬼精蛊毒,肠痔,火熬之良。

——清·戈颂平《神农本草经指归》

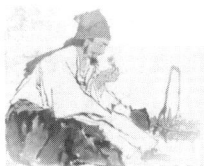

麦门冬 Maimendong

【处方用名】 麦冬——百合科 Liliaceae.

【经文】 麦门冬，味甘平。主心腹结气，伤中伤饱，胃络脉绝，羸瘦短气。久服轻身，不老，不饥。生川谷及隄阪。

本经要义

麦门冬：麦门冬，又名麦冬、寸冬。《本经》列为上品。

梁·陶弘景《名医别录》："麦门冬，微寒，无毒。主治身重目黄，心下支满，虚劳，客热，口干，燥渴，止呕吐，愈萎蹶，强阴，益精，消谷调中，保神，定肺气，安藏，令人肥健，美颜色，有子。秦名羊韭，齐名爱韭，楚名乌韭，越名羊薯。一名禹葭，一名禹馀粮。叶如韭，冬夏长生。生函谷及隄阪肥土石间久废处。二月、三月、八月、十月采，阴干。"

唐·陈藏器《本草拾遗》："麦门冬……出江宁（今江苏南京）小润，出新安（今浙江淳安西）者大白，其大者苗如鹿葱，小者如韭叶。大小有三四种，功用相似。其子圆碧，久服轻身明目。"

祝按： 唐代时期，麦冬入药者有三四种，"苗大者如鹿葱"，应该是指百合科 Liliaceae 土麦冬属 Liriope 植物的块根；"小者如韭叶"，应是百合科 Liliaceae 沿阶草属 Ophiopogon 植物的块根。

"新安者大白"系指现今杭州所产麦冬。"苗小

麥門冬，味甘平。主心腹結氣，傷中傷飽，胃絡脈絕，羸瘦短氣。久服輕身，不老，不饑。生川穀及隄阪。

者如韭叶"系四川等地所产麦冬,习称"川麦冬"。

曹炳章谓:"麦门冬,出杭州笕桥者,色白有神,体软性糯,细长,皮光洁,心细味甜,为最佳。安徽宁国、七宝,浙江余姚出者,名花圆子,肥短体重,心粗,色白带黄,略次。近时布用,以此种最多。四川出者,色呆白,短实,质重性硬,亦次。湖南衡州莱阳县等处亦出,名来阳子,中匀,形似川子,亦不道地。大者提青,中者曰青提,小者曰苏大,曰绍大等名目,以枝头分大小耳。"

从以上论述,曹氏评价了浙江所产杭麦冬和四川所产麦冬(习称川麦冬),而杭麦冬最优,为正宗麦冬道地药材。这是唐宋时期所常用麦冬品种。建国后,又有一种麦冬 *Liriope spicata* Ghunb. J. Lour. var Paolifera Y. T. Ma,已被国家卫生部收载为《国家部颁标准》。《中国药典》2015 年版一部收载,并同时收载同属植物山麦冬 *Liriope muscari* (Decne.)Baily. 其性味归经、功能主治与麦冬完全相同。

味甘平:《本经》言:麦冬,性平,味甘。统编教材《临床中药材》载:麦冬,性微寒,味甘,微苦。归肺、胃、心经。《中华人民共和国药典》载:麦冬,性微寒,味甘,微苦。归心、肺、胃经。

心腹结气:心腹,即胸腹。"结气",积聚,即气结之病,为气病之一种。相当于现今临床之"气郁"或"气结",为中焦气机不畅所致。常见症状为胃脘不适,嘈杂不饥或饥不欲食,脘腹痞满等。《诸病源候论》卷十三·气病诸候·结气候:"结气病者,忧思所生也,心有所存,神有所止,气留而不行,故结于内。"关于"心腹"即"胸腹",心者指胸、胃也。可参阅丹参之"主心腹邪气";阿胶之"主心腹内崩";苦参"主心腹结气"等"本经要义"解可互参。

伤中伤饱:"中"指中焦脾土,"伤中"即伤中焦脾胃,"伤饱","饱"即"食欲"之意,"伤饱"即无食欲、伤食等之意。"伤中伤饱",即中焦脾胃所伤,泛指因饮食损伤中焦脾胃,如饮食不节,或脾胃虚损不运,胸腹痞满,嗳气腐臭,厌食,恶心呕吐,泄泻等。

胃络脉绝:"胃络"即胃之大络。

《黄帝内经素问》卷五·平人气象论篇第十八:"胃之大络,名曰虚里①,

---

① 虚里:位于左乳下,心尖搏动之处,为古代医生脉诊部位之一。

贯膈络肺，出于左乳下，其动应衣，脉宗气[1]也。盛喘数绝者，则病在中，结而横，有积矣。绝不至曰死。乳之下其动应衣，宗气泄也。"该段本经要义：胃经的大络，名叫虚里。这个络脉从腹腔通过膈肌，向上联络肺脏，出现在左乳下，用手触按时，可以感觉到它的搏动，这是宗气在脉中的表现。倘如虚里搏动过盛，好像喘气病人的呼气那样，急促而不柔和，并且时有歇止的现象，这是病在胸中的反映。若如搏动不柔和而坚硬，缓慢而时有歇止者，这是有气滞、痰凝、血瘀等和滞病的反映。假如虚里跳剧烈，使其衣服也相应地振动，这是宗气不能藏蓄而外泄的反映，同样是危重的病证表现。

胃络脉绝，指心气衰败欲绝。麦冬主胃络脉绝，即指麦冬有治疗心气虚重证之作用。"炙甘草汤"中的麦冬；"清心安神"以麦冬、人参、五味子组成的生脉饮广泛用于气阴两虚型之冠心病、心绞痛等急危重证的治疗，是麦冬治疗胃络脉绝的最好注解。

羸瘦短气："羸"与"瘦"，同义词重叠使用。"羸"音 lei。①表瘦瘠。《说文·羊部》："羸，瘦也。"朱骏声通训定声："本训当为瘦羊，转而言人耳。"《汉书·邹阳传》："今天下布衣穷居之士，身在贫羸。"颜师古注："衣食不充，故羸瘦也。"②表衰弱、微弱。《玉篇·羊部》："羸，弱也。""羸"通"嬴"（ying，音盈。）"瘦"：肌肉不丰满，与"肥"相对。《说文·病部》："瘦，臞也。"段玉裁注："今字作瘦。"表贫穷。元·佚名《陈州粜米》第二折："只要肥了你私囊，也不管民间瘦。""短气"中医病证名。《黄帝内经灵枢》卷五·癫狂病第二十二："少气，身漯漯[2]也，言吸吸[3]也，骨酸体重，懈惰不能动，补足少阴。短气，息短不属[4]，动作气索[5]，补足少阴，去血络也。"

羸瘦短气，亦指"羸瘦少气""枯瘦少气"。麦冬能够治疗肺阴虚证，患者时感呼吸气短之常见病证。肺气虚患者多见身体羸瘦。

久服轻身，不饥不老：麦冬善能补阴增液而强壮身体，故言久服"轻身

---

① 宗气：即水谷所生的精气，加上肺吸入之自然之精气，积于胸中，为脉之所宗，故称宗气。

② 漯漯：形容身体颤抖如被水淋。

③ 吸吸：嘘唏之声。

④ 息短不属：呼吸急迫短促而不能连续。

⑤ 动作气索：身体只要动作，就会使呼吸更加困难，李中梓在《医宗必读》中言："短气者，呼吸虽急不能连续，似喘而无痰声，亦不抬肩，但肺壅。"

不老、不饥"。本品又为《本经》上品,故言:"久服轻身,不饥不老。"

药物解读

《中华人民共和国药典》2015 年版一部收载:麦冬为百合科植物麦冬 *Ophiopogon japonicus*(L. f.)Ker-Gawl. 的干燥块根。山麦冬为百合科植物湖北麦冬 *Liriope spicata*（Thunb.）Lour. var. *prolifera* Y. T. Ma. 短葶山麦冬 *Liriope muscari*(Decne.)Baily. 的干燥块根。

【性味归经】性微寒,味甘、微苦。归心、肺、胃经。

【功能主治】养阴生津,润肺清心。用于治疗肺燥干咳,阴虚痨嗽,喉痹咽痛,津伤口渴,内热消渴,心烦失眠,肠燥便秘。

【药材鉴别要点】

麦冬 麦冬药材呈纺锤形,两头略尖,长 1.5～3cm,直径 0.3～0.6cm。表面淡黄色至灰黄色,有细纵皱纹。质柔韧,断面黄白色,半透明。中柱细小,气微香,味甘,微苦。

湖北麦冬 湖北麦冬呈纺锤形,两端略尖,长 1.2～3cm,直径 0.4～0.7cm,表面淡黄色至黄棕色,具不规则纵皱纹。质柔韧,干后质硬脆,易折断,断面淡黄色至棕黄色,角质样,中柱细小。气微,味甜,嚼之发黏。

短葶山麦冬 短葶山麦冬与湖北麦冬相似,稍扁,长 2～5cm,直径 0.3～0.8cm,具粗皱纹,断面白色,味甘,角质样,微苦。

【饮片鉴别要点】

饮片形如麦冬,或为轧扁的纺锤形块片。表面淡黄色至灰黄色,有细纵纹,质柔韧,断面黄白色,半透明,中柱细小。气微香,味甘、微苦。

【拓展阅读——药材鉴别专用术语】

木心 木心又称"心",泛指中药材中央部位与边缘部位形态与质地均不相同的部位。因药材品种的不同,"心"的实质也各异。麦冬的"心",特指其中柱。

【临床药师、临床医师注意事项】

麦冬,自梁代陶弘景始,有带心麦冬入药服后令人烦闷,主张去其心入药,而清代张志聪从其自然属性与天人合一之理,主张麦冬应带心入药为佳。现代药理学研究证实,麦冬其心与肉并无特异成分,临床上亦未见服用带心麦冬而出现烦闷情况。故麦冬连心为好。为使麦冬易于煎出其有效成分,入药时捣碎入煎剂为好。

须打破入药的品种还有石斛等。

医籍论选

麦门冬,一本横生,根颗连络,有十二枚者,有十四五枚者。所以然者,手足三阳、三阴之络共有十二,加任之尾翳、督之长强,共十四,又加脾之大络,共十五,此物性之自然而合于人身者也,唯圣人能体察之,故用麦冬以通络脉,并无去心二字,后人不详经义,不穷物理,相沿去心久矣,今表正之。

麦门冬气味甘平,质性滋润,凌冬青翠,盖禀少阴冬水之精,上与阳明胃土相合。主治心腹结气者,麦冬一本横生,能通胃气于四旁,则上心下腹之结气皆散除矣。伤中者,经脉不和,中气内虚也。伤饱者,饮食不节,胃气壅滞也。麦门禀少阴癸水之气,上合阳明戊土,故治伤中、伤饱。胃之大络,内通于脉,胃络脉绝者,胃络不通于脉也。麦冬颗分心贯,横生土中,连而不断,故治胃络脉绝。胃虚则羸瘦,肾虚则短气,麦冬助胃补肾,故治羸瘦、短气。久服则形体强健,故身轻,精神充足,故不老不饥。

——清·张志聪《本草崇原》

麦冬气平,禀天秋平之金气,入手太阴肺经。味甘无毒,得地中和之土味,入足太阴脾经。气降味和,阴也。心腹者,肺脾之分;结气者,邪热之气结也。其主之者,麦冬甘平。平能清热,甘缓散结也。中者阴也,伤中者阴伤也;甘平益阴,故主伤中。脾为胃行津液者也,脾血不润,则不能为胃行津液,而伤饱之症生矣。味甘而润,滋养脾血,故主伤饱。脉者血之府,胃与脾合,胃络脉绝者,脾血不统。脉络不与胃相接也。甘润养阴,所以续脉。脾主肌肉,而禀气于胃,脾阴不润,则肌肉不长,而胃气上逆,肺亦能呼不能吸,而气短促矣。麦冬味甘益脾,故主羸瘦,气平益肺,故主短气也。久服肺气充,所以身轻,脾血润,所以不老不饥也。

——清·叶天士《本草经解》

《经》云主心腹结气,伤中伤饱,胃络脉绝者,以麦冬根颗联络不断,能通达上下四旁,令结者解、伤者复、绝者续,皆借中心之贯通也。又主羸瘦短气,补胃自能生肌,补肾自能纳气也。久服轻身不老、不饥者,先天与后天俱足,斯体健而耐饥矣。

又曰：凡物之凉者，其心必然，热者阴中之阳也。人但知去热，而不知用阳，得其阳而后能通阴中之气。

——清·陈修园《神农本草经读》

麦冬味甘，微凉，入手太阴肺、足阳明胃经。清金润燥，解渴除烦，凉肺热而止咳，降心火而安悸。

《伤寒》炙甘草汤，方在甘草。用之治少阳伤寒，脉结代，心动悸者。以少阳相火不降，致累君火，逆升而生烦悸，麦冬清心而宁神也。薯蓣丸、竹叶石膏汤，皆用之，以清金而润燥也。

麦冬清凉润泽，凉金泻热，生津除烦、泽枯润燥之上品。然无益中虚肺热之家，率因阳衰土湿，中气不运，胃胆上逆，相火刑金，原非实热之证。盖土湿胃逆，则肺胆不得右降，以土者四象之中气，毂败则轴折，轮辐不转，自然之理。戊土上壅，浊气填塞，肺胆无下降之路，此相火刑金之原也。金受火刑，失其清肃降敛之性，嗽喘吐衄，于是生焉。但服清润，阴旺湿滋，中气愈败，胃土更逆，上热弥增。是以虚劳淹滞，非无上热，而清金润肺之法，绝不能效，以救其标而伤其本也。此宜金土同医，故仲景用麦冬，必与参、甘同剂。麦冬而得人参，清金益气，生津化水，雾露泛洒，心肺肃凉。洗涤烦躁之法，至为佳妙也。

其诸主治，安魂魄，除烦悸，疗喉疮，治肺痿，解消渴，平咳嗽，止吐衄，下痰饮，利水湿，消浮肿，下乳汁，通经水。

——清·黄元御《长沙药解》

麦冬甘平滋润，为纯补胃阴之药。后人以为肺药者，盖土能生金，肺气全恃胃阴以生。胃气润，肺自资其益也。

——清·徐大椿《神农本草经百种录》

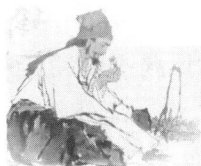

牛郄 Niuxi

附:川牛膝 Chuanniuxi

【处方用名】牛膝——苋科 Amaranthaceae.

【经文】牛郄,味苦酸。主寒湿痿痹,四肢拘挛,郄痛不可伸屈,逐血气,伤热火烂,堕胎。久服轻身耐老。一名百倍。生川谷。

本经要义

牛郄:"郄",音 xi,同"膝"。《集韵·质韵》:"郄,《说文》:胫头卩也。或作膝。"《资治通鉴·汉献帝初平二年》:"(刘备)长七尺五寸,垂手下郄。"胡三省注:"郄,与膝同。""膝",大腿与小腿相连的关节前部。《说文·卩部》:"郄,胫头卩也"。段玉裁注:"郄,俗作膝。""牛郄"即今"牛膝"。

牛膝,为中医常用中药。具有补益肝肾,强筋壮骨,活血,通经,祛瘀,引血下行等功效。常用于腰膝酸痛,筋骨无力,妇人经闭癥瘕,肝阳上亢眩晕等。《本草经集注》:"其茎有节,似牛膝,故以为名也。"《本草纲目》:"《本经》又名百倍,隐语也。言其滋补之功如牛之多也。其叶似苋,其节对生,故俗有山苋,对节之称。"《名医别录》:"生河内①川谷及临朐②。"因以河南怀庆所产者为道地,故又名"怀牛膝"。

---

① 河内:古代指今河南省黄河以北地区,即古怀庆府治。

② 临朐:即今山东省。

味苦酸：《本经》言：牛膝，味苦酸。现今统编教材《临床中药学》《中国药典》载：牛膝，性平，味苦、甘、酸。归肝、肾经。

寒湿：详见茵陈"本经要义"之"风湿寒热"条，可互参。

痿痹：痿，中医病名。人的身体某一部分萎缩或失去功能，不能行动，或行动受限。《说文·疒部》："痿，痹也。"段玉裁注："古多痿痹联言。因痹而痿也。"《黄帝内经素问》卷十二·痿论篇第四十四："筋痿者，生于肝使内也。有渐于湿，以水为事，若有所留，居处相湿，肌肉濡渍，痹而不仁，发为肉痿。故《下经》曰：肉痿者，得之湿地也。"

痿证，肢体筋脉弛缓，软弱无力，严重者手不能握物，足不能任身，肘、腕、膝、踝等关键知觉脱失，渐至肌肉萎缩而不能随意运动。因肺热伤经，湿热浸淫，或气血不足，肝肾亏虚等所致。临床表现，以四肢软弱无力为主症，尤以下肢痿弱，足不能行较为多见，故又称痿躄。根据病因和病情，又分为皮毛痿、肉痿、脉痿、筋痿、骨痿、湿热痿、痰湿痿、燥热痿、血瘀痿、阴虚痿、血虚痿、气虚痿、肝肾下虚痿等。西医学之多发性神经炎、脊髓空洞症、肌萎缩、重症肌无力、侧索硬化、运动神经元病、周期性瘫痪、肌营养不良症、癔症性瘫痪等，均属于中医"痿证"范畴。

痹，指风、寒、湿邪等侵蚀肌体所引起之疼痛或麻木的症状。《说文·疒部》："痹，湿病也。"《黄帝内经素问》卷十二·痹论篇第四十三："风寒湿三气杂至，合而为痹也。"清·谭嗣同《二学》："惟病麻木痿痹，则不知之。"清·徐灏《说文解字浅笺·疒部》："痹，肌肉麻木曰痹。"《黄帝内经素问》卷三·五脏生成篇第十："卧出①而风吹之，血凝于肤者为痹，凝于脉者为泣②，凝于足者为厥，此三者，血行而不得反其空③，故为痹厥之。"

痹，指中医病理病，即闭阻不通之意，又指中医病证名，泛指邪气闭阻肢体、经络、脏腑所致之多种疾病。根据病邪偏胜和病变部位、症候特点，又有风痹（行痹）、寒痹（痛痹）、湿痹（着痹）、热痹、固痹、血痹、气虚痹、心

---

① 出：此处指起床，"卧而风吹之"。指入睡后刚起床而又受到风邪的侵袭。

② 泣：此处指"血凝"。"泣"通"涩"，滞涩之意。《六书故·地理三》："泣，萱曰：'又与涩通。'"《黄帝内经素问》卷三·五脏生成篇第十二："血凝于肤者为痹，凝于脉者为泣。"王冰注："泣，谓血行不利。"

③ 空：同"孔"。指血管腔，血行而不"得反其空"。指气血运行不畅，不能正常流到血脉管。

痹、肝痹、脾痹、肺痹、肾痹、肠痹、胞痹、历节、痛风等之名。

拘挛：中医病证名，出自《黄帝内经素问》卷十八·缪刺论篇第六十三："邪客于足太阳之络，令人拘挛背急，引胁而痛。"

"拘"，音 ju，拘挛不能伸直。《黄帝内经素问》卷一·生气通天论篇第三："因于湿，首如裹，湿热不攘，大筋緛而短，小筋弛长①，緛短为拘，弛长为痿。"王冰注："缩短故拘挛而伸，引长故萎弱而无力。"《淮南子·泰族训》："夫指之拘也，莫不事伸也。""拘挛"又作痀挛，属中医筋病。多因阴血不足，又受风寒湿热侵袭，以及瘀血留滞所致，其状四肢牵引拘急，活动不能自如。

䐃痛不可屈伸："䐃"，通"膝"。与前文"寒湿痿痹，四肢拘挛"所对应病证。

逐血气：即活血祛瘀之意。前文"寒湿痿痹，四肢拘挛，䐃痛不可屈伸"，多为瘀血之证，祛瘀血，则经络通，疼痛可止。

伤热火烂：即火热上炎所致之咽喉肿痛，口舌生疮。牛膝可引血、热下行而治之。常配伍泻火、清热、生津之药，如石膏、知母、黄连、生地黄等以治之。

堕胎：牛膝，尤其川牛膝，具有显著的活血、通经作用，孕妇但慎用，否则易导致"堕胎"。

久服轻身耐老：牛膝具补肝益肾之功，《本经》中又属上品之药，故轻身、延年、耐老。

百倍：李时珍解："百倍，隐语也，言其滋补之功，如牛之多力也。"

药物解读

《中华人民共和国药典》2015 年版一部收载：牛膝，为苋科牛膝属植物牛膝 *Achyranthes bidentata* Bl. 的干燥根。

【性味归经】性平，味苦、甘、酸。归肝、肾经。

---

① 大筋緛而短，小筋弛长："緛"音 ruan，通"软"。收缩之意。"弛"，弛缓不收之意。此二句指湿热内停，损伤筋脉，可引起筋脉出现拘挛短缩之症，或出现萎软弛长之症。"挛"，为"攣"的简化字，音 luan。指抽搐。《黄帝内经素问》卷十五·皮部论篇第五十六："邪之始于皮毛……其留于筋骨之间，寒多则筋挛骨痛，热多则筋弛骨消。"宋·王安石《洪范传》："筋散则不挛，故辛可以养筋。"

【功能主治】逐瘀通经,补肝肾,强筋骨,利尿通淋,引血下行。用于治疗经闭,痛经,腰膝酸痛,筋骨无力,淋证,水肿,头痛,眩晕,牙痛,口疮,吐血,衄血。

【药材鉴别要点】

药材呈细长圆柱形,长15～70cm,直径0.4～1cm。表面灰淡棕色,有略扭曲的纵皱纹、排列稀疏的侧根痕和横长皮孔样的突起。质硬脆,受潮则变柔软,易折断,断面平坦,黄棕色,油润,略呈角质样,中心维管束木部较大,黄白色,木心外周散有多数黄白色点状的维管束,俗称"同心环",断续排列成2～4轮。气微,味微甜而后稍苦涩。

【饮片鉴别要点】

饮片为横切段,段长约8mm。呈圆柱形,外表皮灰黄色至灰淡棕色,具微细的纵皱纹和横长皮孔。质硬脆,受潮后变软。饮片切面平坦,淡棕色至棕色,油润而略呈角质样;中心维管束木心部较大,黄白色,其外围有多数黄白色点状维管束,俗称同心环,排列成2～4轮。气微,味微甜而稍苦涩。

【拓展阅读——中药材鉴别专用术语】

同心环　特指根类药材饮片横切面,有数轮同心排列的环纹状异型构造,较大者形似罗盘,又称为"罗盘纹"。

【临床药师、临床医师注意事项】

关于川牛膝也是补肝益肾之说,明清以来文献记载颇多,张廷模教授也认为:"川牛膝补肝益肾不会低于怀牛膝"。现代药理学研究认为,牛膝之补肝益肾与其所含化学成分多糖、甾醇类、皂苷、氨基酸等有密切关系,而川牛膝所含相同成分均高于怀牛膝,从化学物质基础亦支持川牛膝与怀牛膝同样具有补肝益肾的功效,值得作进一步研究。

医籍论选

牛膝,《本经》谓:百倍气味苦酸,概根苗而言也。今时所用,乃根下之茎,味甘臭酸,其性微寒。《易》曰:乾为马,坤为牛,牛之力在膝,取名牛膝者,禀太阴湿土之气化,而能资养筋骨也。主治寒湿痿痹,言或因于寒,或因于湿,而成痿痹之证也。痿痹则四肢拘挛,四肢拘挛,则膝痛不可屈伸。牛膝禀湿土柔和之化,而资养筋骨,故能治之。血气伤热火烂,言血气为热所伤,则为火烂之证。牛膝味甘性寒,故可逐也。根下之茎,形如大筋,性唯下泄,故堕胎。久服则筋骨强健,故轻身耐老。

——清·张志聪《本草崇原》

牛膝气平,禀金气而入肺;味苦,得火味而入心包;味酸,得木味而入肝。惟其入肺,则能通调水道而寒湿行,胃热清而痿愈矣。惟其入肝,肝藏血而养筋,则拘挛可愈,膝亦不痛而能屈伸矣。惟其入心包,苦能泄实,则血因气凝之病可逐也。苦能泻火,则热汤之伤与火伤之烂可完也。苦味本伐生之气,而又合酸味,而逐大申涌泄之权,则胎无不堕矣。久服轻身耐老者,又统言其流通血脉之功也。

——清·陈修园《神农本草经读》

牛膝气平,禀天秋降之金气,入手太阴肺经;味苦酸无毒,得地木火之味,入足厥阴肝经、手厥阴心包络。气味俱降,阴也。

肺热叶焦,发为痿躄;牛膝苦平清肺,肺气清则通调水道,寒湿下逐,营卫行而痿躄愈矣。湿热不攘,则大筋软短而四肢拘挛,膝痛不可屈伸矣;牛膝苦酸,酸则舒筋,苦除湿热,所以主之也。

逐血气者,苦平下泄,能逐气滞血凝也。伤热火烂者,热烫伤、火伤疮也;苦平清热,酸能收,敛则止,而疮愈也。苦味伐生生之气,酸滑伤厥阴之血,所以堕胎。久服则血脉流通无滞,所以轻身而耐老也。

——清·叶天士《本草经解》

牛膝,味苦酸。此止言味而不言性,疑阙文也。后凡不言性者仿此。主寒湿痿痹,四肢拘挛,膝痛不可屈伸,皆舒筋行血之功。逐血气,破瘀血也。伤热火烂,清热也。堕胎。降血气也。久服,轻身耐老。血和之功。

此乃以其形而知其性也。凡物之根皆横生,而牛膝独直下,其长细而韧,酷似人筋,所以能舒筋通脉,下血降气,为诸下达药之先导也。筋属肝,肝藏血,凡能舒筋之药,俱能治血,故又为通利血脉之品。

——清·徐大椿《神农本草经百种录》

🏷️ 川牛膝 Chuanniuxi

【处方用名】川牛膝——苋科 Amaranthaceae.

川牛膝参阅牛膝"本经要义"条,可互参。

川牛膝,《本经》不载,但牛膝入药品种中包含川牛膝。"川牛膝"之名,首见于明初兰茂《滇南本草》："白牛膝强筋骨，功胜川牛膝，但有孕者忌服，其性能堕胎故也。"

祝按：白牛膝，系石竹科 Caryophyllacea 短瓣石竹属 Brachystemma 植物短石竹 Brachystemma calycinum D. Don 的根。主产于四川、云南等省区，在云、贵、川等省区作牛膝习用品。《滇南本草》载："白牛膝，味苦、酸，性温。补肝，行血，破瘀块，凉血热。治月经闭涩，腹痛，产后发热，虚烧蓐劳，室女逆经，衄呕吐血，红崩白带，尿急淋漓，寒湿气盛，筋骨疼痛，强筋舒筋，功疮痈热毒红肿，痄腮乳蛾，男子血淋，赤白便浊，妇人赤白带下。但堕胎，孕妇忌服，水酒为使。"

牛膝在古代无川牛膝和怀牛膝之分，到明代出现怀牛膝和川牛膝之别。但"川牛膝"有川产牛膝（牛膝属 Achyranthes）和川牛膝（杯苋属 Cyathula）之别。在明清诸多本草文献中认为，补肝益肾川牛膝为优，其中就包含川产牛膝。而现代药理学研究亦支持该说法。

目前作为川牛膝入药的品种有红牛膝 Achyranthes bidentata Bl. 柳叶牛膝 Achyranthes longifolia Makino. 粗毛牛膝 Achyranthes aspera L. 等。李时珍在《本草纲目》中，川牛膝项载："牛膝，处处有之，谓之土牛膝，不堪服食。惟北土及川中人家栽莳者为良。""牛膝，处处有之"是指四川、重庆（原属四川）、云南各地所产野生牛膝 Achyranthes bidentata Bl. 的根，而"惟北土及川中人家栽莳者良"，是指正品川牛膝 Cyathula officinalis Luan. 的根。

在四川，又将杯苋属川牛膝的根称之为甜牛膝、麻牛膝之别，经谢宗万教授生前研究确定，麻牛膝实为杯苋属植物头花杯苋 Cyathula capitata Moq.《中华人民共和国药典》1977 年版一部始，各版《药典》收载川牛膝 Cyathula offitinalis Kuan.

清·汪昂《本草备要》："牛膝，补肝肾，泻恶血……出西川及怀庆府，长大肥润者良。"说明牛膝属 Achyranthes 牛膝原产地为四川和河南（怀庆府）。

清·张璐《本经逢原》："牛膝《本经》名百倍，苦酸平，无毒。怀产者长而无傍须，水道涩渗者宜之。川产者细而微黑，精气不固者宜之。"此牛膝川产者，系指牛膝属 Achyrathes 植物川产牛膝和杯苋属 Cyathula 植物川牛膝，并非单指杯苋属植物川牛膝，并强调"惟川产者，气味形质与续断仿佛,用之无精滑之虞"。实为强调,川产牛膝的临床作用强于一般牛膝。

清末张山雷在《本草正义》(1932年)中云:"是牛膝之川产者,不专以滑泄见功,而宜通关节之力则之,颇为有利无弊,肝肾阴虚,而机关不利者宜之。但今时市肆中之谓川牛膝,则其形甚大,而性质空松,又与石顽之说不类,然用于肩背手臂,疏通脉结,流利骨节,甚效颇著。盖其质空疏,则其力能旁形上达,以视怀牛膝坚实直下者,功用大有区别。而世俗恒以川膝、怀膝,视为一类两种,随笔拈来,含混用之,不知分辨,误矣。"

祝按:《本经逢原》所言牛膝:"川产者细而微黑,精不固者宜之。"仍是四川所产之牛膝 Achyranthes bidenthta Bl. 而《本草正义》所言:"但今时市肆中之谓川牛膝,则其形甚大,而性质空疏……"才是现今临床所用之川牛膝 Cyathula officinalis Kuan. 的根。

曹炳章:"惟怀庆及川中出者为真,根皆长大柔润。牛膝计有三种,功用各有专能。河南怀庆产者,曰怀牛膝……四川产者,四川牛膝……浙江各地出者,曰牡牛膝……怀牛膝补筋健骨,滋肝肾之功,如牛之有力也,故名川牛膝。"

祝按:"四川产者,四川牛膝……如牛之有力也,故名川牛膝",实指川产牛膝。"浙江各地出者,曰牡牛膝",实者川牛膝。

药物解读

《中华人民共和国药典》2015年版一部收载:川牛膝为苋科植物川牛膝 Cyathula officinalis Kuan. 的干燥根。

【**性味归经**】性平,味甘,微苦。归肝、肾经。

【**功能主治**】逐瘀通经,通利关节,利尿通淋。用于治疗经闭癥瘕,胞衣不下,跌扑损伤,风湿痹痛,足痿筋挛,尿血血淋。

【**药材鉴别要点**】

牛膝药材呈圆柱形,微扭曲,向下略细或有少数分枝,长30～60cm,直径0.5～3cm,表面黄棕色至灰褐色,具纵皱纹、支根痕和多数横长皮孔样突起。质韧,不易折断,断面浅黄色至棕黄色,维管束点状,排列成数轮同心环,4～11轮。气微,味甜。

【**饮片鉴别要点**】

饮片呈横切薄片,片厚约2mm,饮片直径0.5～3cm,切面淡黄色之棕黄色。饮片切面可见多数排成数轮同心环的黄色点状维管束。气微，味甜。

【拓展阅读——中药饮片鉴别专用术语】

同心环　特指根类中药饮片横切面有数轮同心排列环纹的异型构造；较大者形似罗盘，故又称谓"罗盘纹"。

【临床药师、临床医师注意事项】

➤ 现今称谓怀牛膝，系苋科牛膝属植物牛膝 *Achyranthes bidentata* Bl. 的人工栽培品种，在河南已有 800 多年的历史。而川产牛膝（又称川牛膝）是指同科同属植物牛膝 *Achyranthes bidentata* Bl. 的野生品种，亦即牛膝家种者主产河南，野生者主产于四川、重庆（原属四川）等省区。

➤ 关于牛膝补肝益肾功效之说。川牛膝同样具有补肝益肾之功，明清以来本草文献记载颇多。张廷模教授也认为："川牛膝（杯苋属川牛膝）补肝肾不会低于怀牛膝。"现代药理学研究认为，牛膝之补肝益肾与其所含化学成分多糖、甾醇类、皂苷、氨基酸等有密切关系。肖培根院士研究，牛膝富含钾（K）、钠（Na）、钙（Ca）、镁（Mg）、铁（Fe）、铜（Cu）、锌（Zn）、锰（Mn）、钴（Co）、铬（Cr）、镍（Ni）等。而野生品（川产牛膝）含量高于栽培品种（家种怀牛膝），尤其是锌（Zn）、铁（Fe）、钾（K）等。川牛膝（杯苋属）与牛膝（牛膝属）含相同化学物，有些成分川牛膝还高于牛膝所含相同成分。

➤ 从传统中医临床用药历史与从化学物质基础，认识川牛膝与怀牛膝，同样具有补肝益肾的功效，值得作进一步研究。

医籍论选

参见牛膝"医籍选论"项，可互参。

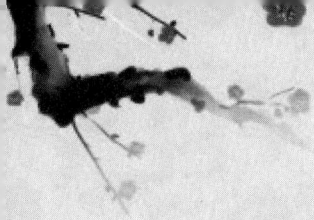

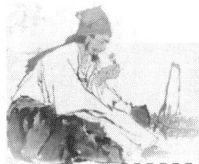

女贞实 Nüzhenshi

【处方用名】女贞子——木犀科 Oleaceae.

【经文】女贞实,味苦。主补中,安五脏。养精神,除百疾。久服肥健,轻身不老。生山谷。

本经要义

女贞实:女贞子为《本经》上品,因其果实入药,故《本经》言:女贞实。

女贞实品种古本草溯源

《名医别录》:"女贞实,味甘,无毒。生武陵,立冬采。"

《本草经集注》:"女贞实。味苦、甘,平。无毒……叶茂盛,凌冬不凋,皮青肉白,与秦皮为表里,其树以冬生而可爱,诸处时有。《仙经》亦服食之,世方不复用,市人亦无识之者。"

祝按:女贞子与秦皮同为木犀科植物。又同为虫白蜡种植树。

《图经本草》:"女贞实……其叶似枸骨及冬青木,极茂盛,陵冬不凋,花细,青白色。九月而实成,似牛李子。立冬采实,暴干。其皮可以浸酒,或云即今冬青也。而冬青木肌理白,文如象齿,道家取以为简。其实亦浸酒祛

女貞實,味苦。主補中,安五臟。養精神,除百疾。久服肥健,輕身不老。生山谷。

风补血。其叶烧灰，而膏涂之治瘅瘃①，殊效，兼治瘢疵。"

按：从以上文献文字论述，及所附药图"女贞实"，即现今木犀科植物女贞 Ligustrum lucidum Ait. 的成熟果实无疑。

味苦平：《本经》言：女贞实，性平，味苦。统编教材《临床中药学》《中华人民共和国药典》均载：女贞子性凉，味甘、苦。

主补中："主"，此处表示中医术语：主治之意。《伤寒论》卷二·辨太阳病脉证并治上："太阳病，头痛发热，汗出恶风者，桂枝汤主之。"

补中，见茜草根"本经要义"之"补中"。可互参。

安五脏："安"，一是，表安定，安全。《尔雅·释古一》："安，定也。"《玉篇·门部》："安，安定也。"二是，表安好，身体健康。《礼记·文王世子》："今日安否?"宋·杨万里《病后觉衰》："病觉初无恼，安来始觉衰。"《红楼梦》第五十五回："你们只管撒野，等奶奶大安了，咱们再说。"

"五脏"，指心、肝、脾、肺、肾五个脏器的合称。脏是指胸腹腔内那些组织充实，并能贮存、分泌或制造精气的脏气。根据脏象学说，五脏是人体生命活动的中心。精神意识活动分属于五脏，加上六腑的配合，把人体表里的组织器官联系起来，构成一个统一的整体。《黄帝内经素问》卷三·五脏别论篇第十一："所谓五脏者，藏精气而不泻也，故满而不能实。六腑者，传化物而不藏，故实而不能满也。"《黄帝内经灵枢》卷七·本脏第四十七："五脏者，所以藏精神血气魂魄者也。六腑者，所以化水谷而行津液者也。""安五脏"即指五脏安康。

养精神："养"，为"養"的简写字。一是，表供养，奉养。《说文·食部》：养，供养也。卷子本《玉篇·食部》："养，具珍馐以供养尊也。"《古今韵会举要·漾韵》："养，下奉上曰养。"《论语·为政》："今之孝者，是谓能养。"二是，表养护。《左传·成功十三年》："敬在养神，笃在守业。"宋·苏轼《上神

---

① 瘅瘃："瘅"，"癉"的简写，读 dan。此处①表寒热。《黄帝内经素问》卷十三·奇病论篇第四十七："有病口甘者，病名为何……此五气之溢也，名曰脾瘅。"王冰注：瘅，谓热也。②表湿热。《黄帝内经·素问》卷五·脉要精微论篇第十七："风成为寒热，瘅成消中。"王冰注："瘅，谓湿热也。""瘃"zhu，冻疮。《说文·病部》："瘃，中寒肿覈（he）。"段玉裁注："肿覈者，肿而肉中鞕如果中有覈也。"《字汇·病部》："瘃，手足冻疮。"

宗皇帝书》："善养生者，慎起居，节饮食。"三是，表治疗，调养。《周礼·天官·疾医》："以五味五谷五药养其病。"郑玄注："养，犹治也。"孙诒让正义："养犹治也者，此引申之义，养身即所以治病，是养与治，义相成也。"《墨子·号令》："伤甚者，令归治病，家善养，予医给药。"《三国志·方技传·华佗》："快自养，一月可小起。"《儒林外史》第五回："再折些银子给他养那打坏了的腿。"

"精"有两义，一是，泛指构成人体和维持生命活动的基本物质。《黄帝内经素问》卷一·金匮真言论篇第四："夫精者，身之本也。"中医学认为：精是由饮食水谷化生的精微，又称为"水谷之精""后天之精"。《黄帝内经灵枢》卷十二·大惑论第八十："五脏六腑之精气，皆上注于目而为之精。精之窠为眼，骨之精为瞳子，筋之精为黑眼，血之精为络，其窠气之精为白眼，肌肉之精为约束，裹撷筋骨血气之精而与脉并为系，上属于脑，后出于项中……精散则视歧，视歧见两物。"二是，指生殖之精，即先天之精。《黄帝内经灵枢》卷六·决气篇第三十："两神相搏，合而成形，常先身生，是谓精。"

"神"：①广义：指人体生命活动的总称谓，包括生理性或病理性外露的征象。②狭义：指人的思维意思活动。《黄帝内经灵枢》卷二·本神篇第八："故生之来谓之精，两精相搏谓之神，随神往来者谓之魂，并精而出入者谓之魄。"《黄帝内经灵枢》卷六·平人绝谷论篇第三十二："平人则不然，胃满则肠虚，肠满则胃虚，更虚更满，故气得上下，五脏安定，血脉和利，精神乃居，故神者，水谷之精气也。"

以上经文说明先天后天的精气是神的物质基础。凡神气充旺，一般反映脏精充足而功能协调。若神气涣散，说明脏精将竭而气机衰败。《黄帝内经素问》卷四·移精变气论篇第十三："闭户塞牖，系之病者，数问其情，以从其意，得神者昌，失神者亡。""养精神"，指养护，保养精神。

除百疾："除"，表清除。《广雅·释古二》："除，去也。"《洪武亚韵·鱼韵》："除，之也。"《黄帝内经素问》卷十三·奇病论篇第四十七："治之以兰，除陈气也。"表病愈。《方言》卷三："差，愈也。南楚病愈者谓之差，或谓之除。"《广雅·释古一》："除，瘉也。""百疾"指多种疾病。"除百病"指能除去或治愈多种疾病。

久服肥健，轻身不老：女子甘苦性凉，入肝肾经，善补益肝肾。肾为先天之本,其"安脏,养精神,除百疾"皆与女贞子补益肝肾有关。肝主藏血,肾主藏精,能治肝肾不足之腰膝酸软,健忘失眠,须发早白等。"久服肥健,轻身不老"说明女贞子确有补益之功,且与本品为上品有关。

药物解读

《中华人民共和国药典》2015 年一部收载:女贞子,为木犀科植物女贞 *Ligustrum lucidum* Ait. 的干燥果实。

【性味归经】性凉,味甘、苦。归肝、肾经。

【功能主治】滋补肝肾,明目乌发。用于治疗肝肾阴虚,眩晕耳鸣,腰膝酸软,须发早白,目暗不明,内热消渴,骨蒸潮热。

【药材(饮片)鉴别要点】

女贞子呈卵形、椭圆形或肾形,长 6～8.5mm,直径 3.5～5.5mm。表面黑紫色或灰黑色,皱缩不平,基部有果梗痕或具宿萼及短梗。体轻。外果皮薄,中果皮较松软,易剥离,内果皮木质,黄棕色,具纵棱,破开后种子通常为 1 粒,肾形,紫黑色,富油性。气微、味甘、微苦涩。

酒制女贞子,外形如同生女贞子,表面黑褐色至灰黑色,常附有白色粉霜,微有酒香气。

【临床药师、临床医师注意事项】

女贞子有一别名:冬青子,而《本草拾遗》和《本草图经》所载"冬青子"则是冬青科植物冬青 Ilex chinensis Sims. 的成熟果实。别名:冻青。李时珍:"冻青,亦女贞别种也,山中时有之。但以叶微圆而子赤者为冻青,叶长而子黑者为女贞。"

冬青(冻青)核果椭圆形。较女贞颗粒大,表面棕褐色,上部有凹窝,种子 1～5 粒,外壳坚硬,背面有一深沟。味苦涩。可鉴别。

《本草求真》在冬青子条:"冬青子补肝强补肾健骨。女贞子补肾水滑肠胃。枸骨子补腰膝,理失血。冬青(专入肾),女贞、枸骨,载之本草,已属不同。如冬青即今俗呼冻青树者,女贞即今俗呼蜡树者,枸骨即今俗呼猫儿刺者。冬青、女贞,花繁子盛,累累满树。冬月鹳鸽喜食。木肌皆白,叶浓而柔长,绿色,面青背淡,形色相似。但女贞则叶长四五寸,子黑色。冬青则叶微圆,子红色之为异耳。今人不知女贞即属蜡树,仅以女贞茂盛呼为冬青,致令两物同名。枸骨树若女贞肌白叶长,青翠而浓,叶有五刺,子若冬青绯红，以致混将是物亦列女贞项下。究之三物合论。在冬青苦甘而凉，诸书虽言补肝强筋，补肾健骨。而补仍兼有清。女贞气味苦平，按书称为补虚上品，可以滋水黑发。如古方之用旱莲草、桑葚子同入以治虚损。然亦须审脾气坚厚，稍涉虚寒，必致作泄。枸骨气味苦平，按书有言能补腰膝及治劳伤失血。亦是补水培精之味，但性多阴不燥，用以阴虚则宜，而于阳虚有碍。枝叶可以淋汁煎膏以涂白癜风。脂亦可以为黐粘雀。三药气味不同，至就其子红黑以推，大约色红则能入肝补血，色黑则能入肾滋水，色红则能入血理血，故于失血血瘀有效。色黑则能补精化血，故于乌须黑发有功。然色红而润，其性阴，兼有阳。色黑而润，其性纯阴不杂。故书有言女贞补中安脏，而又议其阴寒至极。凡此似同而异，在人平昔细为考核，免至临歧亡羊耳！"

医籍论选

女贞实。气味苦平，无毒。主补中，安五脏，养精神，除百病。久服肥健，轻身不老……叶似冬青，凌冬不落。五月开细青白花，结实，九月熟，紫黑色，放虫造成白蜡者，女贞也。无蜡者，冬青也。

三阳为男，三阴为女，女贞禀三阴之气，岁寒操守，因以为名。味苦性寒，得少阴肾水之气也。凌冬不凋，得少阴君火之气也。作蜡坚白，得太阴肺金之气也。结实而园，得太阴脾土之气也。四季常青，得厥阴肝木之气也。

女贞属三阴而禀五脏五行之气，故主补中，安五脏也。水之精为精，火之精为神，禀少阴水火之气，故养精神。人身百病，不外五行，女贞备五脏五行之气，故除百病。久服则水火相济，五脏安和，故肥健，轻身不老。

——清·张志聪《本草崇原》

女贞子气平，禀天秋收之金气，入手太阴肺经。味苦无毒，得地南方之火味，入手少阴心经。气味俱降，阴也。中者阴之守也。五脏者藏阴者也，女贞气平益肺，肺为津液之化源，所以补中而脏安也。心者神之居，肺者水之母。入心肺而益阴，阴足气充，气充神旺精生，所以主养精神也。气失其平则为病，女贞气平，肺主气，气得其平，百病皆除矣。人身有形之皮肉筋骨，皆属阴者也。女贞平苦益阴，则肌肉自丰，筋骨自健也。

心者生之本，其华在面，肺者气之源，气足则身轻，血华故不老也。

——清·叶天士《本草经解》

女贞气味苦平，按书称为补虚上品，可以滋水黑发，如古方之用旱莲草、桑葚子同入以治虚损。然亦须审脾气坚厚，稍涉虚寒，必致作泄……色黑则能补精化血，故于乌须黑发有功……故书有言女贞补中安脏……冬日采佳，酒浸蒸润晒干用。

——清·黄宫绣《本草求真》

女贞子。平、补肝肾。甘苦而平。少阴之精，隆冬不凋。益肝肾，安五脏，强腰膝，明耳目，乌须发，补风虚，除百病。女贞酒蒸，晒干，二十两，桑葚干十两，旱莲草十两，蜜丸，治虚损百病。如四月即捣桑葚汁，七月即捣旱莲汁，和药，不必用蜜。

——清·汪昂《本草备要》

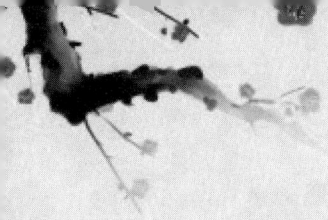

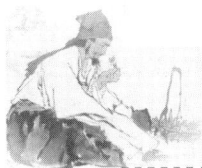

茜根 Qiangen

茜根，味苦寒。主寒濕，風痹，黃疸，補中。生川穀。

【处方用名】茜草——茜草根 Rubiaceae.

【经文】茜根，味苦寒。主寒湿，风痹，黄疸，补中。生川谷。

本经要义

茜根：茜根一药，应首载于《黄帝内经》，用以治疗"血枯"病。《黄帝内经素问》卷十一·腹中论篇第四十："帝曰：有病胸胁支满者，妨于食，病至则先闻腥臊臭，出清液，先唾血，四支清，目眩，时时前后血，病名为何？何以得之？岐伯曰：病名血枯，此得之年少时，有所大脱血，若醉入房中，气竭肝伤，故月事衰少不来也。帝曰：治之奈何？复以何术？岐伯曰：以四乌贼骨一藘茹①二物并合之，丸以雀卵，大如小豆，以五丸为后饭，饮以鲍鱼汁，利肠中及伤肝也。"

《名医别录》："茜根，无毒。主止血，内崩，下血，膀胱不足，踒跌，蛊毒。久服益精气，轻身。可以染绛。一名地血，一名如藘，一名茅蒐，一名蒨。生乔山。二月，三月采根，暴。"

《本草经集注》："茜根，味苦、寒，无毒。主治寒湿风痹……此则今染绛茜草也。东间诸处乃有而

---

① 藘茹：即今"茜草"。

少，不如西多。今世道经方不甚服用。此当以其为治少而丰贱故也。"

《图经本草》："茜根，一作蒨，生乔山峪。今近处皆有之。染绯草也。"许慎《说文解字》："以为人血所生，叶似枣叶而头尖不阔，三、五对生节间，其苗蔓延草木上，根紫色。"陆机《草木疏》云："茹藘，茅蒐，倩草也。齐人谓之茜，徐州人谓之牛蔓，二月三月采根，暴干。"

祝按：从以上所述文字和文献所附药图"茜根"来看，为现今茜草科植物茜草无疑。

寒湿："寒"，病因六淫之一，寒属阴邪，易伤阳气。寒邪外束，与卫气相搏，阳气不得宣泄，可见恶寒、发热、无汗等症。

《黄帝内经素问》卷九·热论篇第三十一："今夫热病者，皆伤寒之类也……人之伤于寒也，则为病热，热虽甚不死。共两感（指阴阳表里两经同时受发病。如太阳、少阴两病，阳明、太阴同病，少阳、厥阴同病）于寒而病者，必不免于死。"说明寒气侵入，阻滞气血活动，成为病者原因之一。

《黄帝内经素问》卷十二·痹论篇第四十三："痛者，寒气多也，有寒故痛也。其痛不仁者，病久入深，荣卫之行涩经络时疏①，故不通②，皮肤不营，故为不仁。其寒者，阳气少，阴气多，与病相益③，故寒也。"

湿，病因六淫之一。寒与湿同属阴邪，其性质重浊、黏腻，能阻滞气机的活动，妨碍脾的运化。外感湿邪，常见恶寒发热，虽汗出而热不退，头重如裹，胸闷腰酸，口不渴，肢节困倦，关节肌肉疼痛。疼痛常限于一处不移。

寒湿，一指病邪，致病则阻滞阳气的运行，血流不畅，发生肌肤疼痛，关节挛痹等症。二指病证，湿邪内困肠胃，损伤脾阳或患者平素脾阳虚而致水饮内停，出现畏寒肢冷、腹胀、大便溏泄或天亮前泄泻，或水肿等病证。

风痹：痹证之一种，又称为"行痹""周痹"，俗称"走注"。指风、寒、湿三邪侵袭肢节、经络，其中又以风邪为甚。症见肢节疼痛，游走无定处。《黄帝内经素问》卷十二·痹论篇第四十三："风、寒、湿三气杂至，合而为痹④

---

① 疏：空虚。
② 通：通痛。
③ 益：增加，助长。
④ 痹：痹，闭也。不通之意。气血闭阻不通。气血被病邪所闭阻，运行不畅所引起的病变。

也。其风气胜者为行痹①,寒气胜者为痛痹②,湿气胜者为著痹③也。"

《诸病源候论》卷一·风病诸候上·风痹论:"痹者,风寒湿三气杂至,合而成痹。其状:肌肉顽厚,或疼痛。由人体虚,腠理开,故受风邪也。病在阳曰风,在阴曰痹。阴阳俱病,曰风痹。"

黄疸:病证名,又谓"黄瘅"。以身黄、目黄、小便黄是其三大主症。多由人体感受时邪,脾胃湿邪内蕴,胃肠失调或饮食不节,湿热或寒湿内阻中焦,迫使胆汁不循常道,外溢所致。临床上分为阳黄、阴黄两大类。《黄帝内经·素问》卷五·平人气象论篇第十八:"溺黄赤安卧者,黄疸……目黄者曰黄疸。"

补中:"补",补助,补充。《正字通·衣部》:"补,助也。"《周礼·秋官·小行人》:"若国札丧,则令赙补之。"郑玄注引郑司农云:"赙补之,为赙丧家,补助其不足也。"《史记·夏本纪》:"调有余,补不足。"《齐民要术·种谷》:"稀豰之处,锄而补之。"

中,指中焦、脾胃,也泛指五脏。"补中",即指补益中土脾胃,或指其补中益气。

祝按:茜草,《本经》列为中品,原名茜根,现行教科书将其列为止血药类。然这一功效在《本经》中却未记载。后世本草文献才记载其有良好的止血作用,而其补益作用,在古籍中论述甚少。

药物解读

《中华人民共和国药典》2015年版一部收载:茜草,为茜草科植物茜草 *Rubia cordifolia* L. 的干燥根和根茎。

【性味归经】性寒、味苦。归肝经。

【功能主治】凉血祛瘀,止血,通经。用于治疗吐血,衄血,崩漏,外伤出血,瘀阻经闭,关节痹痛,跌扑肿痛。

【药材鉴别要点】

药材呈结节状,丛生粗细不等的根。根呈圆柱形,略弯曲,长 10~

---

① 行痹:指因感受风邪而致之肢体关节酸痛,痛处游走不定的痹证。

② 痛痹:指因感受寒邪而致之肢体关节疼痛剧烈,痛有定处,得热而痛减之痹证。

③ 著痹:指因感受湿邪而致之肢体关节沉重酸痛,或有肿胀,痛有定处,活动受限,肌肤麻木不仁的痹证。

25cm，直径 0.2～1cm，表面红棕色至暗棕色，可见细纵皱纹和少数细根痕。皮部脱落处呈黄红色，质脆，易折断，断面平坦，皮部狭，紫红色，木部宽广，浅黄红色，导管孔多数。气微，味微苦，久嚼刺舌。

【饮片鉴别要点】

饮片呈不规则的厚片或短段。根呈圆柱形，外表皮红棕色至暗棕色，具细纵纹。皮部脱落处呈黄红色。饮片切面皮部狭，紫红色，木部宽广，浅黄红色，导管孔多数，气微，味微苦，久嚼刺舌。

【拓展阅读——茜草品种】

《中国药典》收载：茜草科植物茜草 *Rubia cordifolia* L. 的干燥根和根茎。而药材拉丁文名为：**RUBIAE** RADIX ET RHIIOMA，意为茜草属植物其他种的根和根茎同等入药。

① 黑果茜草 *Rubia cordiflia* Linn. var. Pratensis Maxim 的根和根茎。

② 大叶茜草 *Rubia schujannlana* Pietz. var. Maillardii（Levl. Et Van.）Hand. Mazz. 的根和根茎。

③ 云南茜草 *Rubia yunnanensis*（Franch.）Diels. 的根和根茎。

④《四川省中药材标准》2010 年版收载大叶茜草 *Rubia schumanniana* Pritz. 的干燥根茎。药材呈细长圆柱形，弯曲，呈结节状，长 10～30cm，直径 1～3mm，节上有时可见残存小须根。表面红褐色至紫红色，有纵沟。质脆易折断，断面平坦，红色，皮层薄，木部较宽，淡红色或黄色，具髓，气微，味微甜。

【临床药师、临床医师注意事项】

《神农本草经》明确指出："主寒湿，风痹，黄疸。"《本草经疏》解释说："以其为治，善治蓄血发黄，而不专于湿热也。"黄疸的直接原因是湿热或寒湿，但血瘀也为其原因之一，即"瘀血致黄"。茜草主治"黄疸"，因其性味苦寒，理论上讲是可以治疗湿热黄疸。茜草治疗湿热阻滞，瘀滞不行，胆汁外溢而发为黄疸，与其性味苦寒有关，和具有活血祛瘀更有关。前辈名言："善治黄用化瘀品一二味，如桃仁、红花、茜草、丹参之类，为其已坏死之血而不能还原之，必须化之。"茜草性味寒凉，又入肝经，既能凉血清瘀热，又能退黄；不仅可以治疗蓄血发黄，还可以用于湿热黄疸。是可深究之。

医籍论选

茜草根，十二月生苗，蔓延数尺，方茎中空有筋，外有细刺，数寸一节，每节五叶,七八月开花,结实如小椒,中有细黑子,其根赤色。

茜草发于季冬,根赤子黑,气味苦寒,禀少阴水火之气化。方茎五叶,外有细刺,又禀阳明金土之气化。主治寒湿风痹者,禀少阴火气而散寒,阳明燥气而除湿,阳明金气而制风也。得少阴之水化,故清黄疸。《周礼》主除蛊毒,故补中,中土调和,则蛊毒自无矣。《素问》治气竭肝伤,血枯经闭,故久服益精气,轻身。《素问·腹中论》岐伯曰:病名血枯者,此得之年少时,有所大脱血,若醉入房中,气竭肝伤,故月事衰少不来。帝曰:治以何术? 岐伯曰:以四乌贼骨,一藘茹,二物并合之,丸以雀卵,大如小豆,以五丸为后饭,饮以鲍鱼汁,利肠中及伤肝也。藘茹当作茹藘,即茜草也。

——清·张志聪《本草崇原》

茜草,气味苦寒者,得少阴之气化也。风寒湿三气合而为痹,而能入足少阴,俾上下交通而旋转,则痹自愈矣。上下交通则中土自如,斯有补中之效矣。中土和则湿热之气自化,而黄疸愈矣。

又《素问》以藘茹一两,乌贼鱼骨四两,丸以雀卵,饮以鲍鱼汁,治气竭肝伤、脱血、血枯,妇人血枯经闭,丈夫阴痿精伤,名曰四乌贼骨一藘茹丸。藘茹即茜草也,亦取其入少阴以生血,补中攻以统血。汁可染绛,似血而能行血欤。

——清·陈修园《神农本草经读》

茜草,专入心包、肝。味酸咸寒,色赤。功用略有似于紫草。但紫草则止入肝凉血,使血自为通活,此则能入肝与心包,使血必为走泄也。故凡经闭、风痹、黄疸(疸有黄疸、谷疸、酒疸、黄汗、女劳疸,皆有寒湿热湿之别,此则专就蓄血以论,大抵寒湿宜用茵陈、附子、茵陈四逆,热湿宜用栀子、大黄。血瘀宜用桃仁承气之类。)因于瘀血内阻者,服之固能使瘀下行,如值吐崩尿血,因于血滞而见艰涩不快者,服之更能逐瘀血止。总皆除瘀去血之品,与于紫草血热则凉之意,貌同实异,不可混也。但血虚发热者忌用。茜根可染。根可染绛。忌铁。

——清·黄宫绣《本草求真》

祝按:紫草凉血止血、茜草活血祛瘀而止血。

茜草,色赤入营,气温行滞,味酸走肝,而咸走血。(《本经》苦寒),入厥阴(心包、肝)血分。能行血止血(能行故能止。消瘀通经,又能止吐崩尿血），消瘀通经（酒煎一两，通经甚效）。治风痹黄疸（疸有五：黄疸、谷疸、酒疸、黄汗疸、女劳疸。此盖蓄血发黄，不专于温热者也。女劳疸必属肾虚，亦不可以湿热例治。当用四物、知、柏壮其水，参、术培其气，随症而加利湿清热药），崩运扑损，痔瘘疮疖。血少者忌用。

——清·汪昂《本草备要》

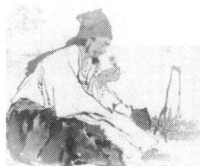

秦茮　Qinjiao

【处方用名】花椒——芸香科 Rutaceae.

【经文】秦茮,味辛温。主风邪气,温中除寒痹,坚齿发,明目。久服轻身,好颜色,耐老增年,通神。生川谷。

曹元宇辑注本:秦椒,味辛温。主治风邪气,温中,除寒痹,坚齿长发,明目。久服轻身好颜色,耐老增年通神。生川谷。

本经要义

秦茮:"茮",音 jiao,同椒,即花椒。《诗经》《尔雅》称"椒""大椒"。《山海经·北山经·北次三经》云:"景山,其草多秦椒。"郭注:"子似椒而细叶草也。"《说文·艸部》:"茮,茮莍。"《玉篇·草部》:"茮,莍也,与椒同。"曹元宇:"秦椒……芸香科植物。药用为实,俗名花椒。蜀椒俗名川椒,主治同。二者亦用为烹调食物之香料。今用去黑壳,名椒红。子名椒目,用法稍异。"

秦茮古本草溯源

《吴普本草》在"龙骨"条论及"龙骨……龙角畏干漆、蜀椒、理石"。

祝按:上文未论及药用部位和性味功效。

《名医别录》:"蜀椒……一名巴椒,一名蓎藙。生武都及巴郡。八月采实,阴干。"

秦茮,味辛溫。主風邪氣,溫中除寒痹,堅齒發,明目。久服

輕身,好顏色,耐老增年,通神。生川穀。

　　祝按：已明确指出，蜀椒用其果实。

　　《本草经集注》："秦椒，味辛、温。生温熟寒，有毒……八月、九月采实……今从西来，形似椒而大，色黄黑，味亦颇有椒气，或呼为大椒。"

　　《图经本草》："蜀椒，生武都川谷及巴郡。今归、峡及蜀川、陕洛间人家多作园圃种之。高四五尺，似茱萸而小，有针刺。叶坚而滑，可煮饮，食甚辛香。四月结子，无花，但生于叶间，如小豆颗而圆，皮紫赤色，八月采实，焙干，此椒江淮及北土皆有之，茎、实相类，但不及蜀中皮肉厚，腹里白，气味浓烈耳。"

　　祝按：《图经本草》所附药图"蜀椒"即现今芸香科花椒属植物。

　　《本草衍义》在秦椒条载："此秦地所实者，故言秦椒。大率椒株皆相似，秦芃但叶差大，椒粒亦大而纹低，不若蜀椒皱纹高为异也。然秦地亦有蜀种；椒，如此区别。"

　　《本草纲目》在秦芃条云："秦椒，花椒也。始产于秦，今处处可种，最易蕃衍。其叶对生，尖而有刺。四月生细花。五月结实，生青熟红，大于蜀椒，其目亦不及蜀椒目光黑也。《范子计然》云：蜀椒出武都，赤色者善；秦椒出陇西天水，粒细者善。"李时珍又在蜀椒条云："蜀椒肉厚皮皱，其子光黑，如人之瞳仁，故谓之椒目。他椒子虽光黑，亦不似之。"

　　综上，历代文献所言秦椒、蜀椒，其原植物均为芸香科花椒属植物花椒，只是产地不同而已。但品质与产地有关，现时多已四川产者为道地，谓"川椒"。古代所谓贡椒，即来自四川汉源，故蜀椒又名川椒（Zanthoxylum bungeanum Maxim.）。

　　风邪气：即风邪，病因六淫之一。属阳邪，为外感疾病之先导，故外感多有风证，并常与其他病邪结合而致病。如风寒、风热、风湿、风燥等。

　　《诸病源候论》卷一·风病诸候·中风候："风是四时之气，分布八方，主长养万物。从其乡来者，人中少死病……其为病者，藏于皮肤之间，内不得通，外不得泄，其入经脉，行于五脏者，各随脏腑而生病焉。"

　　《黄帝内经素问》卷十二·风论篇第四十二："故风者百病之长也，至其变化乃为他病也,无常方,然致有风气也。"其症状每有恶风寒,发热及游走性、多变性之特点。

《黄帝内经素问》卷十二·风论篇四十二:"风者善行而数变,腠理开则洒然寒,闭则热而闷,其寒也则衰食饮,其热也则消肌肉,使人怢栗而不能食,名曰寒热。"

温中:"中"指中焦脾胃。"温中"即温脾胃(脘腹)。花椒,性温散寒,即温中。

寒痹:属痹证之一。又谓皮痹、痛痹。

《黄帝内经灵枢》卷二·寿夭刚柔第六:"营卫寒痹之为病奈何……寒痹之为病也,留而不去,时痛而皮不仁。"指风寒湿邪侵袭肢节、经络、其中又以寒邪为甚的痹证,又谓痛痹。症见四肢关节疼痛,痛势较剧,遇寒更甚,得热则痛缓减,可兼见手足拘挛。

《黄帝内经素问》卷十二·痹论篇第四十二:"风寒湿三气杂至,合而为痹也。其风气胜者为行痹,寒气胜者为痛痹,湿气胜者为著痹也。"花椒辛温善走窜,能够散寒祛湿而止痛。

坚齿发,明目:花椒善治牙痛,故有坚齿之功。"发"此处之秃发。古人用花椒治疗斑秃,故《经》言:"坚齿发。""明目"指椒目之功效。椒目温肾经,缩小便,治疗肾虚耳鸣目暗等。

久服轻身,好颜色,耐老增年,通神:花椒所含挥发油,具有很强的强心作用,对于胸痹有很好的缓解和治疗作用,活血,行瘀。故使人颜面红润,增强心脏功能,故有以上作用。

药物解读

《中华人民共和国药典》2015 年版一部收载:芸香科植物青椒 *Zanthoxylum schinifolium* Sieb. et Zucc. 或花椒 *Zanthoxylum bungeanum* Maxim. 的干燥成熟果皮。

【性味归经】性温,味辛。归脾、胃、肾经。

【功能主治】温中止痛,杀虫止痒。用于治疗脘腹冷痛,呕吐泄泻,虫积腹痛,外用治疗湿疹,阴痒。

【药材(饮片)鉴别要点】

蓇葖果多为单生,亦有2~3个上部离生而集生于小果梗上,单果成球形,沿腹缝线裂开,直径 4～5mm,外表面紫红色至棕红色。表面散有多数疣状突起的油点,直径 0.5～1mm,对光观察半透明状,内表面淡黄色,光滑,残存种子(俗称椒目)呈卵形,长 3～4mm,直径 3～4mm,表面黑色,有光泽。气味特殊浓香,味麻辣而持久。

【拓展阅读——中药饮片鉴别专用术语】

椒目特指花椒的种子,呈卵形,表面乌黑色,具光泽。表面密被细小疣点,种脊明显。气味芳香浓烈,味辛辣凉口。

椒目入药首载于梁代《本草经集注》:"蜀椒……出蜀郡北部,人家种之,皮肉厚,腹里白,气味浓……椒目冷利去水,则入药不得相杂尔。"

本品性温,味苦、辛。归脾、肺、膀胱经。

治则利水消肿,祛痰平喘。用于治疗水肿胀满,哮喘等。

《金匮要略》卷中·痰饮咳嗽病脉证并治第十二·防己椒目葶苈大黄丸:"防己、椒目、葶苈熬,大黄各一两。"治疗"腹满口舌干燥,此肠间有水气"。

《长沙药解》:"椒目,泻水消满。用于治疗肠间有水气腹满者,以其泄水而消胀也。"

【拓展阅读——花椒《药典》记载】

《药典》所载花椒拉丁名:"ZANTHOXYLI PERICARPLUM"意义为"花椒属果皮"。花椒属(Zanthoxylum),全世界约有 250 余种,我国约有 50 余种。全国各地均有分布。

医籍论选

红椒(花椒),除风却邪气,下气温中去寒痹,咳逆疝瘕活死肌,明目轻身坚发齿。

——清·张志聪《医学要诀·草诀》

蜀椒,气味辛、温,有毒。主邪气咳逆,温中,逐骨节皮肤死肌,寒湿痹痛,下气,久服头不白,轻身增年。去闭口去目。

——清·陈修园《神农本草经读》

蜀椒气温,禀天春暖之木气,入足厥阴肝经。味辛有毒,得地西方酷烈之金味,入手太阴肺经。气味俱升,阳也。其主邪气咳逆者,气温入肝,可以散邪,味辛入肺降气,可以止咳逆也。中者太阴脾也,蜀椒入肺,肺亦太阴,肺温脾亦温也。骨节皮肤肝肺之合也。蜀椒气温。可以散寒。味辛可以祛湿,所以主死肌痹痛也。肺主气,肺温则下降之令行,所以下气。久服辛温活血,发者血之余,所以头不白也。辛温益阳,阳气充盛,所以身轻增年也。

——清·叶天士《本草经解》

蜀椒,味辛,性温,入足阳明胃、足厥阴肝、足少阴肾、足太阴脾经。暖中宫而温命门,驱寒湿而止疼痛,最治呕吐,善医泄利。

蜀椒辛温下行,降冲逆而驱寒湿,暖水土而温中下,消宿食停饮,化石水坚癥,开胸膈痹结,除心腹寒疼,止呕吐泄利,疗黄疸水肿,坚齿发,暖腰膝,开腠理,通关节,行血脉,除肿痛,缩小便,下乳汁,破瘀血,杀蛔虫。去目及闭口者,炒去汗用。

——清·黄元御《长沙药解》

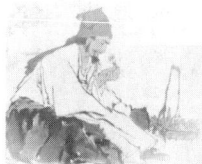

秦艽 Qinjiao

【处方用名】秦艽——龙胆科 Gentianaceae.

【经文】秦艽,味苦平。主寒热邪气,寒湿,风痹,肢节痛,下水,利小便。生川谷。

曹元宇辑注本:秦艽,味苦平。主治寒热邪气,寒湿风痹肢节痛,下水利小便。生山谷。

本经要义

秦艽:"秦",一是,周代诸候国名,在今陕西中部,甘肃东部。春秋时期秦穆公称霸西戎,战国时为七雄之一,公元前 221 年统一中国,建立秦朝。二是,朝代名。我国历史上第一个封建王朝。公元前 221—公元前 206 年,嬴政建立,建都咸阳。三是,特指今陕西和甘肃(称"秦地"),特指陕西省。"秦艽",即秦地所产"秦艽",草名。《玉篇·艸部》:"艽,秦艽,药。"《篇海类编·花木类·艸部》:"艽,药名。与艽同"。

《山海经》中山经第五·成候山:"东五百里,曰成候之山,其上多櫄木①,其草多芃②。"

李时珍:"秦艽,出秦中(今陕西省中部),以根作罗纹交纠者佳,故名秦艽、秦纠。"

---

① 櫄木:即椿木。

② 芃,即秦艽。"芃"通"艽"。《玉篇》:"芃同艽"。"芃""艽""纠"同"艽"。

秦艽,味苦平。主寒熱邪氣,寒濕,風痹,肢節痛,下水,利小便。生川穀。

《本草经集注》:"秦艽……二月、八月采根,暴干……今出甘松(四川属地)、尤洞(陕西属地)、蚕陵(四川松潘),长大黄白色为佳。根皆作罗文相交,中多衔土,用之熟破除去。方家多作秦胶字,与独活治风常用,道家不须尔。"

《图经本草》:"秦艽,根土黄色而相交纠,长一尺以来,粗细不等,枝干高五六寸,叶婆娑,连茎梗俱青色,如莴苣叶。六月中开花,紫色,似葛花,当月结子。每月采根……秦艽须用新好罗文者。"其所附药图"秦州秦艽""石州秦艽",即现今所用龙胆科植物麻花秦艽无疑。

秦艽,原名秦芁,为中医常用中药,具有祛风除湿、退黄疸、除虚热等功效,常用于风湿痹痛,肢体酸痛,挛急不遂等症。常与独活、羌活、白芷等药物配合应用。现代药理学研究证实:秦艽所含龙胆碱(秦艽生物碱甲 Gentianine,秦艽生物碱乙 Gentianidine 等)能通过神经系统,间接影响脑垂体,使肾上腺皮质激素功能亢进,故尤其对关节肿胀消退,关节炎之疼痛临床效果尤佳。

综上所述:古代传统所用秦艽,主产于四川、陕西、甘肃等省(古称秦地)的龙胆科龙胆属植物。与现今所用麻花秦艽 Gentiane straminea Maxim. 秦艽 Gentiana macrophylla Pall. 相一致。

味苦平:《本经》言:秦艽,性平,味苦。统编教材《临床中药学》载:秦艽,性微寒,味辛苦。归肝、肾、胃、胆经。《中国药典》2015 年版一部收载:秦艽,性平,味辛苦。归胃、肝、胆经。有较大差异。

寒热邪气:"寒热"属病因六淫范畴。

"寒",属阴邪,易伤阳气而影响气血活动。人体阳气不足,卫气不固密,就易受寒邪侵袭而致病。常见如恶寒、发热、头痛、身痛、骨节疼痛或腹痛泄泻等症。

《黄帝内经素问》卷十七·调经论篇第六十二:"经言阳虚则外寒,阴虚则内热;阳盛则外热,阴盛则内热。"《黄帝内经素问》卷二十二·至真要大论篇第七十四:"诸病水液,澄彻清冷,皆属于寒。"

"热",属六淫之一,与火同一属性的致病因素,属阳邪。《黄帝内经素问》卷十九·五运行大论篇第六十七:"南方生热,热生火,火生苦,苦生心,心生血,血生脾。其在天为热,在地为火,在体为脉,在气为息,在脏为心,其性为暑。"又指"热证",属八纲变证之一。各种原因引起阳气亢盛的病

神农本草经 药物解读——从形味性效到临床(4)

91

证。《黄帝内经素问》卷二·阴阳应象大论篇第五："阴盛则阳病,阳盛则阴病。阳盛则热,阴胜则寒,重寒则热,重热则寒。""邪气"指病邪,与人体正气相对而言,泛指各种致病因素及其病理损害。《黄帝内经素问》卷九·评热病论篇第三十三："邪之所奏,其气必虚。"《黄帝内经素问》卷八·通评虚实论篇第二十八："邪气盛则实,精气夺则虚。"

寒湿风痹①**肢节痛:**"寒湿风痹"即寒痹、湿痹、风痹的简称。寒湿风痹所到之肢节疼痛,谓"寒湿风痹肢节痛"。《黄帝内经素问》卷十二·痹论篇第四十三："风寒湿三气杂至,合而为痹也,其风气胜者为行痹②,寒气胜者为痛痹③,湿气胜者为著痹④也。"

肢节痛,指肢体关节疼痛不适的症状。多与风湿、寒湿、痰饮、瘀血留滞经络,或因血虚不能养筋所致。《黄帝内经灵枢》卷十·百病始生篇第六十六："风雨寒热……留而不去,传舍于输,在输之时,六经不通,四肢则肢节痛,腰脊乃强。"

下水,利小便:参阅车前子、车前草"本经要义"之"利水道小便"解,可互参。

药物解读

《中华人民共和国药典》2015 年版一部收载:秦艽,为龙胆科植物秦艽 *Gentiana macrophylla* Pall,麻花秦艽 *Gentiana straminea* Maxim,粗茎秦艽 *Gentiana crussicaulis* Dutis ex Burk. 小秦艽 *Gentiana dahurica* Fisch. 的干燥根。

【性味归经】性平,味辛、苦。归胃、肝、胆经。

【功能主治】祛风湿,清湿热,止痹痛,退虚热。用于治疗风湿痹痛,中风半身不遂,筋脉拘挛,骨节酸痛,湿热黄疸,骨蒸潮热,小儿疳积发热等。

---

① 痹:闭也,气血闭阻不通之意。指气血被病邪所闭阻,运行不畅所引起的病变。

② 行痹:又称"风痹"、"周痹",俗称"走注"。指因感受风邪而出现肢体关节酸痛,痛处游走不定的痹证。

③ 痛痹:又称"寒痹"。指因感受寒邪而出现的肢体关节疼痛剧烈,痛有定处,得热痛减的痹证。

④ 著痹:又称"湿痹"、"着痹"。指因感受湿邪而出现的肢体关节沉重酸痛,或有肿胀,痛有定处,活动不便,肌肤麻木不仁的痹证。

【药材鉴别要点】

秦艽　呈类圆柱形，上粗下细，扭曲不直，长 10～30cm，直径 1～3cm。表面黄棕色或灰黄色，有纵向或扭曲的纵皱纹，顶端有残存茎基及纤维状叶鞘。质硬而脆，易折断，断面略显油性，皮部黄色或棕黄色，木部黄色。气特异，味苦、微涩。

麻花秦艽　根略呈类圆锥形，多由数个小根纠聚而膨大，形如麻花或发辫状，长 15～30cm，根头由数个小根组成，直径可达 7cm。表面棕褐色，粗糙，有多数旋转扭曲纹理，具有裂隙呈网状孔纹。独根者往往于主根下部分枝或多数相互分离后又连合，质松脆，易折断，断面多呈枯朽状。气微特异，味苦，微涩。

小秦艽　呈类圆锥形或类圆柱形，长 8～15cm，直径 0.2～1cm。表面棕黄色。主根通常 1 个，根头部较细，偶有两分叉者，残存的茎基有纤维状叶鞘，下部多分枝。质轻而松，易折断，断面黄白色。气微，味苦，涩。

【饮片鉴别要点】

饮片呈横切类圆形厚片，外表皮黄棕色，灰黄色至棕褐色，粗糙，有扭曲纵纹或网状孔纹。切面皮部黄色至棕黄色，木部黄色，有的中心呈枯朽状。气特异，味苦，涩。

【临床药师、临床医师注意事项】

秦艽、龙胆，均为龙胆科 Gentianaceae 龙胆属植物的根。为亲缘种，且均能清除肝胆湿热以退黄疸。然龙胆苦寒沉降，主泻肝经实火与下焦湿热。秦艽辛散苦降，善祛风除湿，性润不燥，长于清解虚劳肌热。

医籍论选

秦艽出秦中，今泾州、鄜州、岐州、河陕诸郡皆有。其根土黄色，作罗纹交纠左右旋转。李时珍曰：以左纹者良，今市肆中或左或右，俱不辨矣。

秦艽气味苦平，色如黄土，罗纹交纠，左右旋转，禀天地阴阳交感之气，盖天气左旋右转，地气右旋左转，左右者，阴阳之道路。主治寒热邪气者，地气从内以出外，阴气外交于阳，而寒热邪气自散矣。治寒湿风痹，肢节痛者，天气从外以入内，阳气内交于阴，则寒湿风三邪，合而成痹，以致肢节痛者，可愈也。地气运行则水下，天气运行则小便利。

——清·张志聪《本草崇原》

秦艽气平，禀天秋降之金气，入手太阴肺经。味苦无毒，得地南方之火味，入手少阴心经。气味俱降，阴也。

皮毛属肺，外感之邪气，从皮毛而入者，或寒或热，感则肺先受邪。秦艽入肺，味苦能泄，所以主之。风寒湿三者合而成痹，痹则血涩不行矣。味苦入心，心生血，苦能散结，血行痹自愈也。肢节痛，湿流关节而痛也。秦艽气平降肺，肺气行则水道通，水道通则湿下逐矣。其下水利小便者，皆通水道之功也，左文者良。

——清·叶天士《本草经解》

秦艽，味苦，气平，入足厥阴肝经。发宣经络，驱除风湿。治中风瘫痪，湿家筋挛骨痛，黄疸之证。"

——清·黄元御《王楸药解》

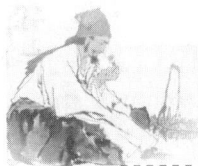

秦皮 Qinpi

【处方用名】秦皮——木犀科 Oleaceae.

【经文】秦皮,味苦微寒。主风寒湿痹,洗洗寒气,除热,目中青翳白膜。久服头不白,轻身。生川谷。

本经要义

秦皮:《吴普本草》:"岑皮,一名秦皮。神农、雷公、黄帝、岐伯:酸,无毒。李氏:小寒。或生宛句水也。二月、八月采。"

《名医别录》:"秦皮,大寒,无毒。主治男子少精,妇人带下,小儿痫,身热,可作洗目汤。久服皮肤光泽,肥大,有之。一名岑皮,一名石檀。生卢江及宛朐。二月、八月采皮,阴干。"

祝按:陶弘景从《吴普本草》中引证秦皮,又名岑皮,并明确指出,秦皮二月、八月采收树皮入药。

看色识药

《图经本草》在秦皮条云:"三月八月采皮,阴干。其皮有白点而不粗错,俗呼为白桪木。取皮渍水便碧色,书纸看之青色,此为真也。"所附药图"河中府秦皮"和"成州秦皮",即现今木犀科植物白蜡树的树皮。而"取皮渍水便碧色,书纸看之青色",正是正品秦皮

秦皮,味苦微寒。主風寒濕痹,洗洗寒氣,除熱,目中青翳白膜。久服頭不白,輕身。生川穀。

的鉴别要点，说得非常精当。古人已经能够科学的使用"荧光现象"来鉴别秦皮的真伪了。现代科学实验证明，这种"荧光现象"的有无与秦皮中是否有无秦皮甲素（Aesculin Esculin）、秦皮乙素（Aesuletin Esculetin）等香豆精类物质有光。"荧光现象"的发现，证明此现象应起源于中国的中医中药，而非是西方国家。

风寒湿痹：风寒湿痹指风痹、寒痹、湿痹的合称。详见乌头"经方要义"之"除寒湿痹"；白术"本经要义"之"风寒湿痹"解，可互参。

《黄帝内经素问》卷十二·痹论篇第四十三："风寒湿三气杂至，合而为痹也。其风气胜者为行痹，寒气胜者为痛痹，湿气胜者为着痹也。"

"痹"，闭也，气血闭阻不通之意。"行痹"，是因感受风邪而出现肢体关节酸痛，痛处游走不定（痛无定处）的痹病。"痛痹"是感受寒邪而出现的肢体关节疼痛，痛有定处（痛处固定），得热而痛减的痹病。"着痹"是因感受湿邪而出现的肢体关节沉重酸痛，或有肿痛，痛有定处，活动不便，肌肤麻木不仁的痹病。

洗洗寒气："寒气"即寒邪。"洗洗"同"洒洒"，寒冷之意（貌），指寒冷阵阵发作的样子。

曹元宇辑注《本草经》当归条："温疟热洗洗在皮肤中。"

《本经》阿胶条："劳极洒洒如疟。"可互参。

《黄帝内经素问》卷十二·风论篇第四十二："腠理开则洒然寒，闭则热而闷。"王冰注："洒然，寒貌。"

《黄帝内经素问》卷二十三·疏五过论篇第七十七："身体日减，气虚无精，病深无气，洒洒然时凉。病深者，以其外耗于外，内夺于荣。"王冰注："洒洒，寒貌"。

除热：即清除热邪。如秦皮治热痢。《伤寒论》："热痢下重者，白头翁汤主之"，白头翁汤中用秦皮。《药性论》："治小儿身热，作汤浴差。"《日华子本草》："主小儿热惊，皮肤风痹，退热。"

青翳白膜："青翳"，又称"青盲"。多因肝肾亏衰，精血虚损，目窍萎闭所致。症见外观无异常而逐渐失明。相似于视神经萎缩病。《诸病源候论》卷二十八·目病诸候·目青盲候："青盲者，谓眼本无异，瞳子黑白分明，直不见物耳。"《诸病源候论》卷二十八·目病诸候·目青盲有翳候："白黑二睛，无有损伤，瞳子分明，但不见物，名为青盲。"《审视瑶函》："此证谓目内外并无障翳之气色等病，只自不见者，是乃玄府函深之源郁遏，不得发此灵明耳……夫青盲者，瞳神不大不小，无缺无损，仔细视之，瞳神内并无些小别样气色，俨然与好人一般，只是自看不见，方为此症。"

白膜：即眼生白色翳膜，其血丝色淡而稀疏者（浅充血）称白膜，又称谓"白膜侵睛"。《审视瑶函》云："此症因火烁络内膏液蒸伤，凝脂从四围而幔神珠，故风轮皆白或微黄色，看之与混障相似而嫩者。其轮白之际，四围生翳，而渐渐原阔，中间尚青。未满者瞳神尚见，只是四围皆起，中间低陷，此金尅木之祸也……或细颗如星，四散而生，后终长大，牵连混合而害目。此是木火之祸也……""白膜"病，症见黑白睛交界处出现灰白色小泡，并能侵至黑睛，严重时小泡可融合成片，愈合遗留云翳①。

头不白：即指秦皮有乌须发之能，使头发不白。经查历史文献，未见有乌须发之报道，值得作进一步研究。

轻身：久服轻身，为道家思想，不必深究。

药物解读

《中华人民共和国药典》2015 年版一部收载：为木犀科植物苦枥白蜡树 *Fraxinus rhynchophylla* Hance、白蜡树 *Fraxinus chinensis* Roxb. 或尖叶白蜡树 *Fraxinus szaboana* Lingelsh. 或宿柱白蜡树 *Fraxinus stylosa* Lingelsh. 的干燥枝皮或干皮。

【性味归经】性寒，味苦、涩。归肝、胆、大肠经。

【功能主治】清热燥湿，收涩止痢，止带，明目。用于治疗湿热泻痢，赤白带下，目赤肿痛，目生翳膜等。

【药材鉴别要点】

枝皮 枝皮呈卷筒状或槽状，长 10～60cm，厚 1.5～3mm，外表面灰白色、灰棕色至黑棕色或相间呈斑状，平坦或稍粗糙，并有灰白色圆点状皮孔及细斜皱纹，有的具分枝痕。内表面黄白色或棕色，平滑。质硬而脆，断面纤维性，黄白色。无臭，味苦。

---

① 云翳：俗称"白斑"，类似病毒性泡性角膜结膜炎，多因肝肺热盛或阴虚火旺所致。

干皮　干皮为长条状块片，厚3～6mm。外表面灰棕色，具龟裂状沟纹及红棕色圆形或横长的皮孔。质坚硬，断面纤维性较强。

【饮片鉴别要点】

饮片呈长短不一的丝条状，外表面灰白色至灰棕色。内表面黄白色至棕色，平滑，切面纤维性，干皮分层，质硬，气微，味苦涩。

【拓展阅读】

秦皮鉴别要点：取秦皮适量，加热水浸泡，其浸出液在日光下可见碧蓝色荧光。

《药典》所载秦皮拉丁文名"FRAXINI CORTEX"意义为"白蜡树属的树皮"。白蜡树属 Fraxinus 植物全世界约有70余种，我国约有20余种，全国各地均有分布。

药物解读

秦皮，苦寒主除热，目中青翳白膜结；风寒湿痹洗洗寒，久服轻身头不白。

——清·张志聪《医学要诀·草诀》

秦皮本名岑皮，出陕西州郡，河阳亦有之，其木似檀枝干，皆青绿色，叶细无花实，皮上有白点而不粗错，取皮渍水，色便青碧，书纸上视之亦青色者，为真。

秦木生于水旁，其皮气味苦寒，其色青碧，受水泽之精，具青碧之色，乃禀水木相生之气化。禀木气而春生，则风寒湿邪之痹证，及肤皮洗洗然之寒气，皆可治也。禀水气而清热，故主除热。目者肝之窍，木气盛，则肝气益，故治目中青翳白膜。发者，血之余，水精足，则血亦充，故久服头不白而轻身。

——清·张志聪《本草崇原》

秦皮，味苦，性寒，入足厥阴肝经。清厥阴之郁热，止风木之疏泄。

《伤寒》白头翁汤方在白头翁。用之治热利下重者，以其清热而止利也。

秦皮苦寒酸涩，专入厥阴，清郁蒸而收陷泄。其诸主治，通经脉，开痹塞，洗目赤，收眼泪，去瘴翳，除惊痫，收崩带，止泄痢。

——清·黄元御《长沙药解》

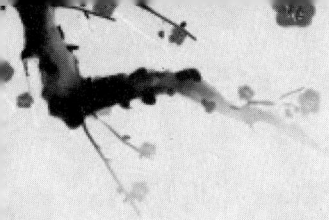

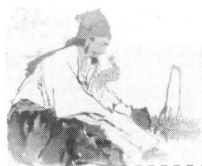

瞿麦 Qumai

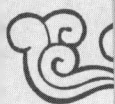

【处方用名】瞿麦——石竹科 Caryophllaceae.

【经文】瞿麦，味苦寒。主关格，诸癃结，小便不通，出刺，决痈肿，明目去翳，破胎堕子，下闭血。一名句麦。生川谷。

本经要义

瞿麦：古名"蘧麦"。《说文》："蘧，蘧麦也。""菊，大菊，蘧麦。"《广雅》云："茈葳，陵苕，蘧麦也。"《尔雅·释草》云："大菊，蘧麦"。郭注云："一名麦句薑，即瞿麦。""瞿"同"戳"。戟一类兵器。《字汇·目部》："瞿，又与戳同，戟属。"又通：衢。四通八达的地方。引申为瞿麦，通淋水道，无处不到之意。"蘧"，《说文》："蘧，蘧麦也，从艸，遽声。"郝懿行义疏："《繫传》云：'(蘧麦)今谓之瞿麦，又名句麦，一名大菊，一名大蘭。'陶注：'一茎生细叶，花红紫可爱，子颇似麦，故名瞿麦。'"

《名医别录》："瞿麦，味辛，无毒。主养肾气，逐膀胱邪道，止霍乱，长毛发。一名大菊，一名大蘭。生太山。立秋采实，阴干。"

祝按：瞿麦，《本经》未明其入药部位。《名医别录》则明确指出采收果实入药。

《本草经集注》："瞿麦，味苦、辛，寒，无毒……今出近道，一茎生细叶，花红紫赤可爱，合子叶刈取之。子颇以麦，故名瞿麦。此类乃有两种：一种微

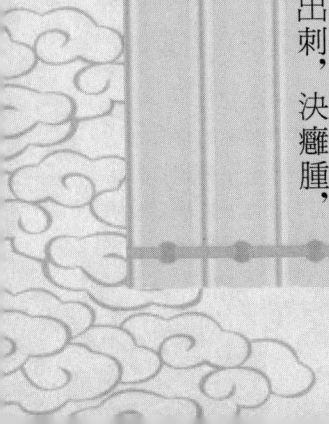

瞿麥，味苦寒。主關格，諸癃結，小便不通，出刺，決癰腫，明目去翳，破胎堕子，下閉血。一名句麥。生川穀。

大，花边有叉桠，未知何者是？今市人皆用小者。复一种，叶广相似而有毛，花晚而甚赤。案《经》云：采实。实中子至细，燥熟便脱尽。今市人惟合茎叶同用，而实正空壳，无复子尔。"

祝按： 由此可以断定，《本经》所载瞿麦应为其成熟果实入药。《本草纲目》瞿麦条，在穗"修治"项："凡使只用蕊壳，不用茎叶"之说。自梁代始，瞿麦为全草入药。

宋·《图经本草》："瞿麦，生泰山川谷。今处处有之，苗高一尺以来。叶尖小青色，根紫黑色，形如细蔓菁，花红紫赤色，亦似映山红，二月至五月开，七月结实，作穗，子颇似麦，故以名之。立秋后合子、叶收菜，阴干用。"

祝按：《图经本草》所附药图："绛州瞿麦"，即现今石竹科植物瞿麦无疑。苏颂明确指出：子、叶同用。

关格： 关格解释有三。

一是，表中医病证名。①小便不通与呕吐不止并见的病证。小便不通为关，呕吐不已名格。《寿世保元》："溺溲不通，非细故也，期朝不通，便令人呕，名曰关格。"系癃闭的严重阶段。多由脾肾不足水邪湿浊逗留，郁而化热上攻所致。宜用金匮肾气丸以补益肾气，温阳化水；左金丸和胃降浊。若久郁大热，则症见腹胀便秘，烦躁唇干，口有尿味，舌苔厚浊者，则宜通阳降浊，用大黄附子汤合黄连温胆汤等加减化裁治之。若阳明腑实偏重，可用大黄承气汤、黄龙汤等方治之。②指呕吐而渐见大小便不通者。症见喉下梗，继而食入呕吐，渐见溲溺艰难，大便下如羊粪，系噎膈①的严重阶段。③大便不通名内关，小便不通名外格，大小便都不通名关格。《诸病源候论》卷十四·大便病诸候·关格大小便不通候："关格者，大小便不通也。大便不通谓之内关，小便不通谓之外格，二便俱不通，为关格也。由阴阳气不和，荣卫不通故也。阴气大盛，阳气不得荣之曰内关；阳气大盛，阴气不得荣之曰外格；阴阳俱盛，不得相荣，曰关格。关格则阴阳气痞，结于腹内，胀满，气不行于大小肠，故关格，而大小便不通也。"治宜用大黄散（大黄、肉

---

① 噎膈：又名噎塞。《千金要方》卷十六·噎塞第六："五噎丸，主胸中久寒呕逆逆气，食饮不下结气不消……五噎者：气噎、忧噎、劳噎、食噎、思噎。气噎者，心悸上下不通，噫哕不彻，胸胁苦痛；忧噎者，天阴苦厥逆，手足逆冷，心下悸动；劳噎者，苦气膈胁下支满，胸中填塞，令手足逆冷，不能自温；食噎者，食无多少，惟胸中苦塞，常痛不得喘息；思噎者，心悸动喜忘，目视䀮䀮，此皆忧恚嗔怒，寒气上入胸胁所致也。"

桂、冬瓜子、滑石、朴硝),黄芩汤等。

　　二是,表中医脉象,指人迎与寸口脉俱盛极,系阴阳决离的危象。《黄帝内经灵枢》卷二·终始篇第九:"人迎一盛[1],病在足少阳,一盛而燥,病在手少阳。人迎二盛,病在足太阳,二盛而躁,病在手太阳。人迎三盛,病在足阳明,三盛而燥,病在手阳明。三盛而燥,病在手阳明。人迎四盛,且大且数,名曰溢阳[2],溢阳为外格[3]。脉口一盛,病在足厥阴,厥阴一盛而燥,在手心主。脉口二盛,病在足少阴,二盛而燥,在手少阴。脉口三盛,病在足太阴,三盛而燥,在手太阴,脉口四盛,且大且数者,名曰溢阴,溢阴为内关[4],内关不通,死不治。人迎与太阴脉口俱盛四倍以上,名曰关格[5],关格者与之短期。"(经文简释:人迎脉大于过口脉一倍,是病在足少阳胆经,大一倍且兼有躁动的,是病在手少阳三焦经。人迎脉大于寸口脉两倍的,是病在足太阳膀胱经;大两倍且兼有躁动的,是病在足太阴膀胱经;大两倍且兼有躁动的,是病在手太阳小肠经。人迎脉大于寸口脉三倍的,是病在足阳明胃经;大三倍且兼有躁动的,是病在手阳明大肠经。人迎脉大于寸口脉四倍,且其脉象大而快的,是六阳经的脉气偏盛到了极点而盈溢于外的表现,这种情况就叫做溢阳;出现溢阳时,由于阳气偏盛至极,就会格拒阴气而使之不能外达,以致出现阳气不能与阴气相交的情况,所以此时的情形就称为外格。寸口脉大于人迎脉一倍的,是病在足厥阴肝经;大一倍且兼有躁动的,是病在手厥阴心包络经。寸口脉大于人迎脉两倍的,是病在足少阴肾经;大两倍且兼有躁动的,是病在手少阴心经。寸口脉大于人迎脉三倍的,是病在足太阴脾经;大三倍且兼有躁动的,是病在手太阴肺经。寸口脉大于人迎脉四倍,且其脉象大而且快的,是六阴经的脉气偏盛到了极点而盈溢于内的表现,这种情况就叫做溢阴;出现溢阴时,由于阴气偏盛至极,就会使阳气不能内入,而出现阴气不能与阳气相交的情况,所以此时的情形就称之为内关。出现内关,就说明阴阳表里已隔绝不通,这是难以治疗的死症。人迎处与手太阴所属的寸口处所出现的脉象都大于平常脉

---

　　① 盛:就是大而旺盛之意。一盛、二盛、三盛、四盛,就是一倍、二倍、三倍、四倍之意。

　　② 溢阳:溢,满而外流之意。"溢阳"指阳经的脉气偏盛而盈溢于外的意思。

　　③ 外格:"格"即"格拒"。"外格"指阳气偏盛,格拒阴气,以致阴阳不能相交之意。

　　④ 内关:"关"即关闭之意。"内关"即指阴气偏盛,拒阳气于外,以致表里隔绝之意。

　　⑤ 关格:就是阴气与阳气俱盛,相互格拒,不能相交运动,有阴阳离决之意。

象四倍以上的,是阴阳两气都偏盛到了极点以致阴阳隔绝相互格拒的表现,这种情况被称为关格;诊察到了关格的脉象,就可以断定患者将在短期内死亡。)

三是,表中医病理名。指阴阳均偏盛,不能相互营运之严重病理状态。《黄帝内经灵枢》卷四·脉度篇第十七:"……故邪在腑则阳脉不和,阳脉不和则气留之,气留之则阳气盛矣。阳气太盛则阴脉不和,阴脉不和则血留之,血留之则阴气盛矣。阴气太盛则阳气不能荣也,故曰关。阳气太盛,则阴气弗能荣也,故曰格。阴阳俱盛,不能相荣,故曰关格。关格者,不得尽期而死也。"(经文简释:因此,若是邪气停留六腑之中,那么属阳的经脉就不能和顺通利,阳脉不和顺,阳气就会发生停歇、留滞,阳气留滞,就会相对的偏盛。阳气太盛就会导致阴脉不通利,阴脉不通利,就会导致血流停滞,血流停滞则阴气过盛。如果阴气过盛,就会影响阳气不能荣运入内,这就叫做关,如阳气太盛,就会影响阴气不能外出与阳气相交,这就叫做格。阴阳之气皆过盛,不能阴阳调和,相互荣养,就叫做关格。关格是阴阳离决,不相交通的表现。出现关格,就预示着病人不能尽其天年而早(死)亡。)

诸癃结,小便不通:详细内容可参阅石韦"本经要义"之"五癃闭不通,利小便水道",可互参。

出刺:"刺"指刺进皮肉内的竹木等异物,出刺,即使竹木异物退出。《本草纲目》在瞿麦条载:"竹木入肉,瞿麦为末,水服方寸匕。或煮汁,日饮三次。"详情参阅王不留行"本经要义"之"出刺"项,可互参。

决痈肿:"决"同"决"。《玉篇·冫部》:"决,俗决字"。古籍中多作"决",与今"决"字通行。"决"原意开凿壅塞,疏通水道。《说文·水部》:"决,行流也。"此处引申为治疗。"痈",中医病名,化脓性疾病。凡肿疡表现为红肿高起,焮热疼痛,周围界限清楚,在未成脓之前无疮头而易消散;已成脓者易破溃,破溃后脓液稠黏,疮口易敛的,都称之为痈。"痈"即气血受毒邪所困而壅塞大通之意。疮面浅而大者为痈,多由外感六淫,过食膏粱厚味,外伤感染等,致营卫不和,邪热壅聚,气血凝滞而成。因发病部位不同,又分为内痈、外痈两大类。其临证均有肿胀、焮热、疼痛及化脓等症,属急性化脓性疾病。

内痈,指发于脏腑或胸腔内的痈肿。因发病部位不同,而命名各异,如肠痈、肺痈、肝痈、胃脘痈等。《诸病源候论》卷三十三·痈疽病诸候·内痈候："内痈者，由饮食不节，冷热不调，寒气客于内，或在胸膈，或在肠胃，寒折于血，血气留止，与寒相搏，壅结不散，热气乘之，则化为脓，故曰内痈也。"

外痈，指发于体表部位的痈。局部红肿热痛，境界分明，易消，易成脓，易溃，易敛，可伴有身热、口渴、苔黄、脉数等实热证候。相当于现代蜂窝组织炎、急性脓肿等。

痈，指皮肤、黏膜或肌肉等组织，由于局部循环发生障碍，发炎、化脓、内出血等原因而浮胀或突起，如水肿、红肿、脓肿等。中医认为，一切疮疡早期，由于实邪蕴结，气血壅滞，体表结块肿疼者，均可称之为肿疡。多属阳证，实证，热证。

明目去翳：现代中医临床上少用，未见有报道。在古代有临床应用记录。《外台秘要》卷二十一·眯目方："又疗眯目不出淫肤，瞿麦散方：瞿麦、干姜各二分，右二味为散，以井花水服方寸匕。日三，不过三眯①出。"

破胎堕子，下闭血："破胎堕子"，即促进胎儿生产；"下闭血"，即指月经不调，闭经等。瞿麦具有活血化瘀，破血利窍的作用，故能"破胎堕子，下闭血"。对于瘀血内阻之月经不调、痛经等，常与当归、川芎、桃仁、红花等同用。《本草纲目》载："瞿麦主治月经不通，破血块排脓。子死腹中或产经数日不下。以瞿麦煮脓汁服之。"

药物解读

《中华人民共和国药典》2015 年一部收载：瞿麦为石竹科石竹属植物瞿麦 *Dianthus superbus* L. 或石竹 *Dianthus chinensis* L. 的干燥地上部分。

【性味归经】性寒，味苦。归心、小肠经。

【功能主治】利尿通淋，活血通经。用于治疗热淋，血淋，石淋，小便不通，淋漓涩痛，经闭瘀阻。

【药材鉴别要点】

瞿麦　茎圆柱形，上部有分枝，长 30～60cm；表面淡绿色或黄绿色，光

---

① 眯：意为物入目中，模糊视线。《说文·目部》："眯，草入目中也。"段玉裁注："《字林》云：眯，物入眼为病，然则非独草也。"《篇海类编·身体类·目部》："眯，物入目中，薛而不明。"《本草纲目·木部·桑》："杂物眯眼，新桑根皮洗净捣烂，入眼拔之自出。"

滑无毛,节明显,略膨大,断面中空。叶对生,多皱缩,展平叶片呈条形至条状披针形。枝端具花及果实,花萼筒状,长 2.7～3.7cm;苞片 4～6,宽卵形,长约为萼筒的 1/4;花瓣棕紫色或棕黄色,卷曲,先端深裂成丝状。蒴果长筒形,与宿萼等长。种子细小,多数。无臭,味淡。

石竹　茎圆柱形,上部有分枝,长 30～50cm,表面淡绿色至黄绿色,基部微带紫色,光滑无毛,节明显,节处略膨大,萼筒长 1.4～1.8cm,苞片长为萼筒的二分之一,质脆,易折断,断面茎中空,气微,味淡。

【饮片鉴别要点】

瞿麦为横切不规则的段,段长 10～15mm,茎圆柱形,表面淡绿色至黄绿色,解明显,节部略膨大,饮片切面中空,叶多破碎,完整个条形至条状披针形,花萼筒状,苞片 4～6,蒴果长筒形,与宿萼等长,种子细小,多数,气微,味淡。

【临床药师、临床医师注意事项】

《本经》所载瞿麦,应为瞿麦果实,即西汉时期至宋代所用瞿麦均为其果实入药,宋代始则为全草入药。

入药品种,石竹与瞿麦的主要区别点:石竹花之萼筒长 1.4～1.8cm,瞿麦萼筒长 2.5～3.3cm。苞片与萼筒长之比:石竹为 1：2,瞿麦为 1：4。花瓣形状:石竹,花瓣浅齿状;瞿麦,花瓣深裂成丝状。

石竹,在我国广为栽培,花色多种,极艳,易鉴别。

医籍论选

瞿麦今处处有之,根紫黑色,其茎纤细有节,高尺余,开花有红紫粉兰数色,斑斓可爱,人家多栽莳,呼为洛阳花,结实如燕麦,内有小黑子,其茎、叶、穗、实与麦相似,穗分两歧,故名瞿麦。雷敩曰:只用蕊壳,不用茎叶,若一时同用,令人气噎,小便不禁也。

瞿者,如道路通衢,有四通八达之意。麦者,肝之谷,有东方发生之意。瞿麦一本直上,花红根紫,禀厥阴少阳木火之气化。苦者,火之味。寒者,水之性。气味苦寒,乃水生木而木生火也。

主治关格诸癃结,小便不通者,厥阴肝木主疏泄,少阳三焦主决渎也。出刺决痈肿者,津液随三焦出,气以温肌肉,则肌肉之刺可出,而肌肉之痈肿可决也。明目去翳者,肝通窍于目,肝气和而目明也。破胎堕子者,少阳属肾,肾气泄,则破胎堕子。下血闭者,厥阴主肝,肝气通,则月事时行而下血闭。

——清·张志聪《本草崇原》

瞿麦,微寒,入足厥阴肝、足太阳膀胱经。利水而开癃闭,泻热而清膀胱。

《金匮》栝蒌瞿麦丸。用之治内有水气,渴而小便不利者,以其通水道而利小便也。又能行血。鳖甲煎丸方在鳖甲。用之,以清湿热而破血积也。瞿麦渗利疏通,善行血梗而达木郁,木达而疏泄之令畅,故长于利水。其诸主治,清血淋,通经闭,决痈脓,落胎妊,破血块,消骨鲠,出竹刺,拔箭镞①,皆其疏决开宧②之力也。

——清·黄元御《长沙药解》

---

① 箭镞:弓箭箭头上的金属尖物。箭,弓箭。镞,指箭头,有双翼、三棱等多种类型。《广雅·释器》:"镞,镝也。"唐慧琳《一切经音》卷二十六引《字林》云:"镞,箭镝也。江南言箭金也,山东言箭足。"段玉裁《说文解字注·金部》:"镞,今用为矢缝之族,与许不同。"(镝:箭头)

② 宧,《字汇补·宀部》:"宧,音改,义厥。"

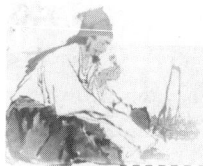

石韦 Shiwei

【处方用名】石韦——水龙骨科 Polypodiaceae.

【经文】石韦,味苦平。主劳热邪气,五癃闭不通,利小便水道。一名石䩾。生山谷石上。

本经要义

石韦: 原意为生长在石头上的一种草。①"韦","韋"的简写字。《说文·韋部》:"韋,相背也。从舛,口声。兽皮之韋可以束,枉戾相韋背,故借以为皮韋。羹,古文韋。"商承祚《说文中之古文考》:"(甲骨文)象两人相背行,又象两足有揆隔,乃違之本字也,后借为皮韋字,而出違代韋,本义废矣。"祝按:"韋""衛""圍"实本一字。殷爵文有四止环绕城邑之"衛"字,即"韋"字之繁作,口象城邑,守城者环绕之即为"衛",攻城者环绕之即为"圍",省左右或上下止作"韋",以表相隔相背之意则为"違"。②指熟皮。唐玄应《一切经音义》卷十四引《字林》:"韋,柔皮也。"《正字通·韋部》:"韋,柔皮,熟曰韋,生曰革。"《仪礼·聘礼》:"君使卿韋弁。"贾公彦疏:"有毛则曰皮,去毛熟治则曰韋。"宋·沈括《梦溪笔谈·讥谑》:"挽车者皆衣韋袴。"鲁迅《坟·科学史教篇》:"柔皮术亦不日竟成,制履之韋,因以不匮。"③"韋",又指皮绳。古代指加工皮革的工匠。《周礼·考工记·序》:"攻皮之工,函、鲍、韗、韋、裘。"

韋者,革也;韋者,韧也。韋,意为柔软而坚固,

石韋,味苦平。主劳热邪氣,五癃閉不通,利小便水道。一名石䩾。生山谷石上。

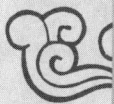

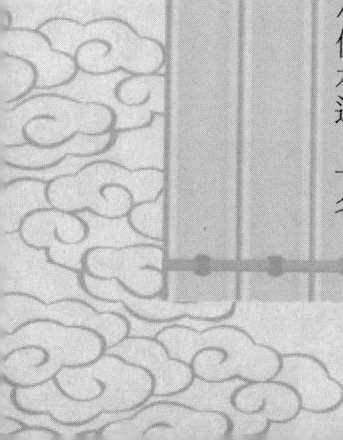

结实不易折断，柔韧，坚韧。

韦的原意为制作皮革，使动物有毛之皮变成柔韧，使皮革变柔韧可以来回环绕。如韦革，指皮革制品。如"韦编三绝"。说的是孔子晚上读书。由于常翻阅书简，使穿连《周易》竹简的皮条断了数次。"韦编三绝"指读书勤奋。

正品石韦，有一专用鉴定术语："叶革质"，即指石韦的叶如同熟制后的皮革制品，柔软，坚韧，故石韦处方药名书写时，韦字不能加草字头，不能写成"石苇"，同时又是石韦饮片真伪鉴别要点之一。

劳热邪气："劳热"即劳伤发热所致之病证，因劳伤过度，伤及津液，故而继之造成癃闭不同，小便不利。

劳：①中医病证名，即虚劳的简称。《金匮要略》卷上·血痹虚劳病脉证并治第六："夫男子平人，脉大为劳，极虚亦为劳……劳之为病，其脉浮大，手足烦，春复剧，秋多瘥，阴寒精自出，酸削不能行。"②中医致病因素之一。指过度劳累。《黄帝内经素问》卷十一·举痛论篇第三十九："百病生于气……劳则气耗……劳则喘息汗出，外内皆越，故气耗矣。"

劳热，指虚劳（劳伤）发热。主要为气血亏损，或阳衰阴虚等所致，如骨蒸潮热，五心烦热等，均为常见之热象。而阴、阳、血、气不同病因所致之劳热，则各有其特征。

劳热邪气，即指劳热病邪。

五癃闭：五癃闭释义有三。

一是，指小便不利。《黄帝内经素问》卷七·宣明五气论篇第二十三："下焦溢为水，膀胱不利为癃，不约而遗溺。"

二是，指小便频数。《黄帝内经素问》卷十三·奇病论篇第四十七："有癃者，一日数十溲。"

三是，淋病的古称。宋·戴侗《六书故》："癃淋实一声也，人病小便不通者，今谓之淋，古作癃。""癃闭"中医病证名，又名"癃""闭癃"。指排尿困难，点滴而下，甚则闭塞不通的病证。《黄帝内经素问》卷二十·五常政大论篇第七十："涸流之纪，是谓反阳，藏令不举，化气乃昌，长气宣布……其病癃闭①，邪伤肾也。"本病证可见于各种原因所引起的尿潴留。其实证多因肺气壅滞，生机郁结，或水道瘀浊阻塞，其虚证多因脾肾阳虚，津液不得输化所致。

---

① 癃闭：王冰注：癃，小便不通。闭，大便干涩不利也。

与癃闭有关之"关格""转胞""小便不利"

1. 关格

一是，指小便不通与呕吐不止并见之病证。小便不通为关，呕吐不已名格。《寿世保元》："溺溲不通，非细故也，期朝不通，便令人呕，名曰关格。"此证系指癃闭的严重阶段。多由脾肾不足，水邪湿浊逗留，郁而化热上攻所致。

二是，指大、小便都不通者名关格。大便不通名内关，小便不通名外格。《诸病源候论》卷十四·咳嗽病诸候·关格大小便不通候："关格者，大小便不通也。大便不通谓之内关，小便不通谓之外格，二便俱不通，为关格也。由阴阳气不和，荣卫不通故也。阴气大盛，阳气不得荣之曰内关；阳气大盛，阴气不得荣之曰外格。阴阳俱盛，不得相荣，曰关格。关格则阴阳气痞，结丁腹内，胀满。气不行于大小肠，故关格，而大小便不通也。"

2. 转胞

中医病证名，又名"转脬""胞转"。系指以脐下急痛为主症的小便不通。多由强忍小便（忍尿急走，忍尿入房，饱食忍尿等）或寒热所迫，或惊扰暴怒，水气上逆，气迫膀胱，使膀胱屈戾不舒所致。《金匮要略》卷下·妇人杂病脉证并治第二十二："问曰：妇人病，饮食如故，烦热不得卧，而反倚息者，何也？师曰：此名转胞，不得溺也。以胞系了戾，故致此病，但利小便则愈。宜肾气丸主之。"

3. 小便不利

中医证名。出自《金匮要略》卷上·痉湿暍病脉证二："湿痹之候，小便不利，大便反快，但当利其小便。"《金匮要略》卷上·血痹虚劳病脉证并治第六："男子脉虚沉弦，无寒热，短气里急，小便不利，面色白，时目瞑兼衄，少腹满，此为劳使之然。""小便不利"是小便量减少，排除困难的统称。多因气化不津，水湿失运或湿热阻滞所致。因发热、大汗、吐泻、失血以致津液虚耗而小便不利者，宜养血生津，滋阴为主，不宜渗利。因肺气失宣、脾肾阳虚、三焦决渎失常所致水湿不运而小便不利者，宜宣通肺气，健脾温肾，疏通三焦。因热结膀胱，肺热气壅，肝气郁滞，或败精瘀腐阻塞所致尿蓄膀胱而小便不利者，则宜审察病情，参阅癃闭证治疗。

五癃闭应包括"五淋"之意。"五淋"即石淋、气淋、膏淋、血淋、热淋的合称。石韦配伍适宜的药，均可治疗。

利小便水道：即通利小便。现代教科书把石韦归类于利尿通淋药。本品除能清热解毒，凉血止血外，还具有良好的利尿通淋之功效。故主"五癃不通，而能利小便水道"，并广泛用于多种淋证。对于现代疾病，如顽固性蛋白尿、急慢性肾炎、肾盂肾炎、泌尿系感染、肾病综合征等，均可应用。

药物解读

《中华人民共和国药典》2015 年版一部收载：石韦，为水龙骨科植物庐山石韦 *Pyrrosia sheareri*（Bak.）Ching、石韦 *Pyrrosia lingua*（Thunb.）Farwell 或有柄石韦 *Pyrrosia petiolosa*（Christ）Ching 的干燥叶。

【性味归经】性微寒，味甘、苦。归肺、膀胱经。

【功能主治】利尿通淋，清肺止咳，凉血止血。用于治疗热淋，血淋，石淋，小便不通，淋漓涩痛，肺热咳嗽，吐血，衄血，尿血，崩漏等。

【药材鉴别要点】

庐山石韦　叶片略皱缩，展平后呈披针形，长 10～25cm，宽 3～5cm。先端渐尖，基部耳状偏斜，全缘，边缘常向内卷曲；上表面黄绿色或灰绿色，散布有黑色圆形小凹点；下表面密生红棕色星状毛，习称"金星点"。有的侧脉间布满棕色圆点状的孢子囊群。叶柄具四棱，长 10～20cm，直径 1.5～3mm，略扭曲，有纵槽。叶片革质。气微，味微涩苦。

石韦　又称大叶石韦，叶片披针形或长圆披针形，长 8～12cm，宽 1～3cm。基部楔形，对称。孢子囊群在侧脉间，排列紧密而整齐。叶柄长 5～10cm，直径约 1.5mm。

有柄石韦　叶片多卷曲呈筒状，展平后呈长圆形或卵状长圆形，长 3～8cm，宽 1～2.5cm。基部楔形，对称。下表面侧脉不明显，布满孢子囊群，习称"金星点"。叶柄长 3～12cm，直径约 1mm。

【饮片鉴别要点】

石韦饮片为不规则丝状，叶面黄绿色至灰褐色，叶背面密生红棕色星状毛，孢子囊群着生侧脉间或表面布满孢子囊群。叶全缘。叶片革质。气微,味微苦涩。

【拓展阅读——中药饮片鉴定专用术语】

金星点　特指蕨类植物药材叶背面被有的金黄色孢子囊。

【临床药师、临床医师注意事项】

《药典》收载:石韦拉丁名:"PYRROSIAE FOLIUM",意为水龙骨科Polypodicaea 石韦属 Pyrrosia 植物的干燥叶均可当石韦入药。除《药典》收载的三个品种入药外,还有以下品种,在全国各地均作为石韦入药。

北京石韦 Pyrrosia davidii(Gies.)Ching.

柔软石韦 Pyrrosia mollis(Kunze.)Ching.

相似石韦 Pyrrosia assimilis(BAK.)Ching.

毡毛石韦 Pyrrosia drakeana(Franch.)Ching.

西南石韦 Pyrrosia gralla(Gies.)Ching.

矩圆石韦 Pyrrosia martini(Christ.)Ching.

光石韦 Pyrrosia calvata(Bak.)Ching.

中药石韦入药品种较为复杂,应注意鉴别。

医籍论选

石韦……丛生石旁及阴崖险罅处。其叶长者近尺,阔寸余,背有黄毛,亦有成金星者,凌冬不凋,柔韧如皮,故《别录》名石皮,采处以不闻水声及人声者良。

水草、石草皆主在肾。石苇生于石上,凌冬不凋,盖禀少阴之精气,叶背有金星,有黄毛,乃金水相生。肾上连肺也。

主治劳热邪气者,劳热在骨,邪气在皮,肺肾之所主也。五癃者,五液癃闭,小便不利也。石韦助肺肾之精气,上下相交,水津上濡,则上窍外窍皆通。肺气不化,则水道行而小便利矣。夫水声泄肾气,人声泄肺气,不闻水声、人声者,藏水天之精,以助人之肺肾也。

——清·张志聪《本草崇原》

石韦专入肺。苦甘微寒。功专清肺行水,凡水道不行,化源不清,以致水道益闭。化源不清,则水道自闭。石韦蔓延石上,生叶如皮,味苦气寒,苦则气行而金肃,寒则热除而水利。是以,劳力伤津,优有热邪,而见小便不通,及患背发等症,治当用此调治,俾脾肺肃而水通,亦淋除而毒去矣。

去梗及黄毛,微炙用。生于瓦上,名瓦韦,亦治淋。

——清·黄宫绣《本草求真》

天名精，味甘寒。主瘀血，血瘕欲死，下血，止血，利小便，久服轻身耐老。一名麦句姜，一名虾蟆蓝，一名豕首。生川泽。

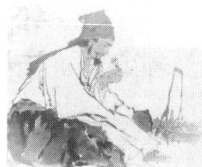

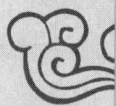

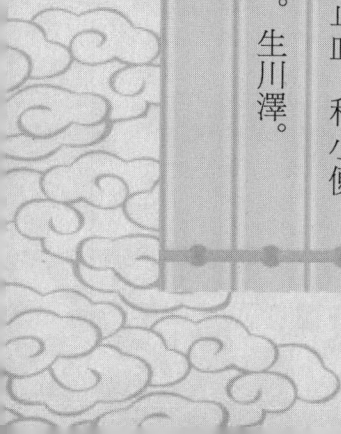

天名精　Tianmingjing

【处方用名】天名精——菊科 Compositae.

【经文】天名精，味甘寒。主瘀血，血瘕欲死，下血，止血，利小便，久服轻身耐老。一名麦句姜，一名虾蟆蓝，一名豕首。生川泽。

本经要义

天名精：《名医别录》："天名精，无毒。主逐水，大吐下。一名天门精，一名玉门精。一名彘颅，一名蟾蜍兰，一名觐。生平原。五月采。又，天名精，一名天蔓菁。"

《本草经集注》："天名精……此即今人呼为豨莶，亦名豨首。夏月捣汁服之，以除热病。味至苦，而云甘。恐或非是。"

祝按：陶氏已提出疑问，世人误认为天名精与豨莶草为同一物是错误的。天名精与豨莶草为同科不同属种的两种药物。

《图经本草》："天名精，生平原川泽。今江湖间皆有之。夏秋抽条，颇有薄荷，花紫白色，叶如菘菜而小，故南人谓之地菘，香气似兰，故名蟾蜍兰；状如蓝，故名虾蟆蓝，其味甘、辛，故名麦句姜，一名豕首。"

祝按：所附药图"天名精"，即《中国高等植物图鉴》第四册所载第 6379 图，天名精 Carpesium abrotanoides L. 又名：鹤虱。

吴其濬在其《植物名实图考》中,将天名精和豨莶草分别收载为两种药。其天名精所附药图,即现今天名精;豨莶草所附药图,即现今所用豨莶草。并指出:豨莶,隐隐居释天名精以为即豨莶,《唐本草》始著录。成讷、张咏皆有进豨莶表。《救荒本草》谓之黏糊菜,叶可煠食,李时珍辨别二种极细,今取以对校,良是。盖一类二种,皆长于去湿,今俗医亦不甚别,故陶隐居合为一也。

综上所述:《本经》所载"天名精",为现今《中国药典》所收载之菊科天名精属植物天名精 *Carpesium abrotanoides* L. 的全草,其干燥成熟果实即"鹤虱"。

瘀血:血瘀瘀滞体内,包括溢出经脉外面积存于组织间隙的,或因血液运行受阻而滞留于经脉内,以及瘀积于器官内的死血。可因病致瘀,如跌扑损伤、月经闭止、寒凝气滞、血热妄行等;也可因瘀致病,引起气机阻滞、经脉阻塞、瘀热互结,和瘀成瘕甚至蓄血发狂等。临床表现较为复杂,如面色黧黑、肌肤青紫、皮肤干枯如鳞状、局部固定性刺痛、拒按、紫色血肿、小腹硬满、胸胁胀痛、经闭、大便黑色、舌紫暗或有瘀点、脉涩等,甚者出现善忘、惊狂等,均属瘀血的见症。

血瘕欲死:"血瘕",属妇女癥瘕一类疾病。多因妇女经期间,邪气与血结聚,阻于经络而成。其临床症状:少腹有积气包块、急痛、阴道内有冷感,或见背脊疼痛、腰痛不能俯仰等,或血瘕在少腹及左胁下,假物成形、无常处等。该病因情志抑郁、饮食内伤等,致使肝脾受伤、脏腑失和、气机阻滞、瘀血内停等。本品往往因正气不足而成危证,而谓"血瘕欲死"。"欲"表将要。"死"表病情严重,病人难受等。

下血:治疗各种出血证的方法。据出血原因和机理,中医学在治疗上可分为清热止血、祛瘀止血、补气止血等。天名精性寒,属清热凉血止血药。

利小便:天名精,性寒,味甘,清热利尿。

久服轻身耐老:为道家思想,又为《本经》上品之药。不必深究。

药物解读

天名精一药,现今统编教材和国家《药典》未收载。《中华人民共和国药典》2015 年一部收载:鹤虱,为菊科植物天名精 *Carpesium abrotanoides* L. 的干燥成熟果实。叶定江,原思通《中药炮制学辞典》收载:天名精,系菊科植物天名精 *Carpesium abrotanoides* L. 的全草。7～8 月采收全草,洗净,鲜用或晒干。

田代华《实用中药辞典》收载：天名精，菊科植物天名精 *Carpesium abrotanoides* L. 的全草。

【性味归经】性寒，味苦、辛。归肝、肺经。

【功能主治】清热化痰，散结利水，解毒杀虫，破瘀止血。用于治疗胸中烦热，乳蛾，喉痹，小便淋痛，疗疮肿毒，瘰疬，痔漏，毒蛇咬伤，皮肤痒疹，虫积，吐血，衄血，创伤出血等。

【用法用量】内服，煎汤服，9～15g。外用，适量，煎水熏洗等。

【药材鉴别要点】

全草，高 30～100cm，茎直立，上部多分枝，茎下部叶互生，稍有叶柄，叶椭圆形，长 10～15cm，宽 5～8cm，全缘或有不规则锯齿，茎上部叶近无柄，长椭圆形，向上逐渐变小，头状花序腋生，近无柄，花下垂。气特异，味淡，微辛。

【饮片鉴别要点】

饮片呈横切段，茎圆柱形，黄绿色至黄棕色，有纵条纹。易折断，断面类白色，髓白色，疏松。叶片皱缩，完整叶片长椭圆形，长 10～15cm，宽 5～8cm，顶端尖或钝，基部狭成具翅的短柄。叶面有贴生短毛，叶背面有短柔毛或腺点。头状花序腋生，花梗极短。气特异，味微辛。

医籍论选

天名精合根苗花实而言也，根名土牛膝，苗名活鹿草。实名鹤虱。

主治瘀血，血瘕欲死，得水天之精气。阴中有阳，阳中有阴，故瘀久成瘕之积血，至欲死而可治，亦死而能生之义也。又曰：下血、止血者，申明所以能治瘀血血瘕欲死，以其能下积血，而复止新血也。水精之气，上合于天，则小便自利。久服则精气足，故轻身耐老。

——清·张志聪《本草崇原》

天名精，并根苗而言也。地菘、垔松，皆言其苗叶也。鹤虱，言其子也。其功大抵只是吐痰止血杀虫解毒，故擂汁服之能止痰疟，漱之止牙疼，捼之敷蛇咬，亦治猪瘟病也。按孙天仁《集效方》云：凡男、妇乳蛾，喉咙肿痛，及小儿急慢惊风，牙关紧急，不省人事者。以鹤虱草（一名皱面草，一名母猪芥，一名杜牛膝），取根洗净捣烂，入好酒绞汁灌之，良久即苏。

——明·李时珍《本草纲目》

鹤虱　Heshi

【处方用名】鹤虱——菊科 Compositae.

鹤虱一药，始载于《神农本草经》，其用名："天名精"。其经文详见"天名精"可互参。鹤虱一名，则始见于唐·《新修本草》："鹤虱，味苦，平，有大毒。主蛔、蛲虫，用之有散，以肥肉臛汁，服方寸匕。亦丸散中用。生西戎。子以蓬蒿子而细，合叶、茎用之，胡名鹄虱。"

唐代所称"西戎"，是当时对西部边裔诸国的泛称。因当时鹤虱经过波斯商人由西戎传入中国，故又称西戎鹤虱，波斯鹤虱。据赵燏黄教授之考证，唐代的鹤虱，是产于国外的山道年草（蛔蒿）Artemisia cina（Beng.）Willk.（中国植物志载名：Seriphidium cinum（Beng. et Boljak.）Poljak.）的头状花序。因叶互生，叶小，羽状深裂，小叶片窄线形，被覆毛茸，形似鹤羽。其花细小，呈长卵圆形或椭圆形，状如虱，故名鹤虱。宋·《开宝本草》马志所引记之鹤虱，谓："鹤虱……上党亦产之，不过其效力薄于波斯者。"显然，这已不是唐代之上道年草花了。宋·苏颂《图经本草》在天名精条又转变说法："江淮湘衢之间皆有之"。从所附药图："天名精"即把我国所产之天名精的果实作为唐代西戎传入我国内的鹤虱而应用于临床。但苏颂在鹤虱项云："鹤虱，生西戎，今江淮、衡湘间有之。春生苗，叶皱似紫苏，大而尖长，不光。茎高二尺许，七月生黄白色，似菊。八月结实，子极尖细，干即黄黑色。采无时。"所述产地、植物形态、花果期及所附药图描述非山道年蒿，而与现代所用之菊科植物"天名精"相符。北宋·沈括《梦溪笔谈》在植物篇载："地菘即天名精……鹤虱即其实也。"李时珍《本草纲目》湿草类，天名精条下说："天名精，实名鹤虱，根名杜牛膝。"

到了清代，黄宫绣《本草求真》卷八·杂剂："鹤虱，专入肝。气味苦平……但药肆每以胡萝卜子代充，不可不辨。"清·吴其濬《植物名实图考》卷五·蔬类·第一百三十一·野胡萝卜项云："按此草处处有之，湖南俚医呼为鹤虱，与天名精同名，亦肖其花，白如鹤子，细如虱耳"。卷十一·第四百三十七天名精项："天名精，子极臭而刺人衣，南方冬不落尽而新荑，园丁恶之。诸家皆云，子名鹤虱。湘中土医有用鹤虱者，余取视之，乃野胡萝子。盖其花白如鹤羽，而子如虱，故有是名。"

药物解读

《中华人民共和国药典》2015 年版一部收载:鹤虱,为菊科植物天名精 *Carpesium abrotanoides* L. 的干燥成熟果实。同时收载伞形科植物野胡萝卜 *Daucus carota* L. 的干燥成熟果实。其处方用名:南鹤虱。从药名上与天名精相区别。但两种药的性味、归经、主治完全相同。

【性味归经】性平,味苦辛;有小毒。归脾、胃经。

【功能主治】杀虫消积。用于治疗蛔虫病、蛲虫病、绦虫病,虫积腹痛,小儿疳积。

【药材(饮片)鉴别要点】

鹤虱　本品呈圆柱状,细小,长 3～4mm,直径不及 1mm,表面黄褐色至暗褐色,具多数纵棱。顶端收缩呈细喙状,先端扩展成灰白色圆环。基部稍尖,有着生痕迹。果皮薄,纤维性,种皮菲薄透明,子叶 2,类白色,稍有油性。气特异,味微苦。

南鹤虱　本品为双悬果,呈椭圆形,多裂为分果,每一分果长药 3～4mm,宽 1.5～2.5mm,表面淡绿棕色至棕黄色,顶端有花柱残基,基部钝圆,背面隆起,具 4 条窄翅状次棱,翅上密生 1 列黄白色钩刺,刺长约1.5mm,次棱间的凹下处有不明显的主棱,其上散生短柔毛,接合面平坦,有 3 条脉纹,上具柔毛。种仁类白色,具油性。体轻。搓碎时有特异香气,味微辛、苦。

医籍论选

天名精,合根苗花实而言也,根名土牛膝,苗名活鹿草,实名鹤虱。鹤虱气味苦辛,有小毒。主治蛔蛲虫。鹤虱得天日之精气在上,故主杀阴类之蛔蛲。

—— 清·张志聪《本草崇原》

鹤虱专入肝,气味苦平,即杜牛膝子(天名精之子)。功专入肝除逆。故凡一身痰凝气滞,得此苦以疏泄,则痰气顿解,而虫自无安身之地矣。况虫得苦则伏,如小儿蛔啮腹痛,用以鹤虱研末,纳于肥肉汁中投服,其虫自下。虫痛,面白唇红,时作时止。非其虫因苦逐曷克有是? 但药肆每以胡萝卜子代充。不可不辨。

—— 清·黄宫绣《本草求真》

鹤虱,苦平,无毒。鹤虱入厥阴肝经,善调逆气,能治一身痰凝气滞,杀虫方中最要药。《录验方》疗蛔攻心痛,一味丸服。小儿虫痛亦单用鹤虱研末,肥肉汁服,其虫自下。药肆每以胡萝卜子代充,不可不辨。

——清·张璐《本经逢原》

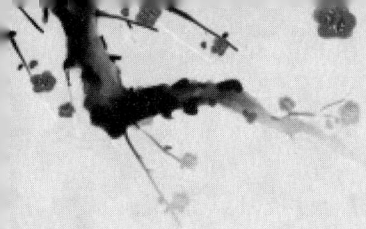

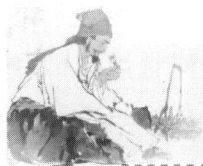

薇衔　Weixian

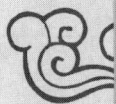

【处方用名】鹿衔草——鹿蹄草科 Pyrolaceae.

【经文】薇衔,味苦平。主风湿痹,历节痛,惊痫,吐舌,悸气,贼风,鼠瘘,痈肿。一名麋衔。生川泽。

本经要义

薇衔:"薇"古时指一种野菜,或一种小草。《诗·召南·草虫》:"陟彼南山,言采其薇。"

"衔",音 xian。用醉唅,用嘴叼。一是,古代指马嚼子,横在马口里驾驭马的金属小棒。《说文·金部》:"衔,马勒口中。衔,行马者也。"二是表含,口含物。《释名·释东》:"衔,在口中之言也。"《正字通·金部》:"凡口含物曰衔。"

"衔枚","枚"小木棍。意思是说古代军队秘密出行,令人衔于口中的小木棍,以防止喧哗或叫喊。引申为含口中的药草。

"麋衔","麋"一是,指麋鹿,鹿科动物,与鹿同类,为我国特有动物。《说文·鹿部》:"麋,鹿属。"二是指,古代指一种野生小草。即麋鹿和鹿等动物常吃的一种草。《滇南本草》称"鹿衔草"。

味苦平:《本经》言:"薇衔,性平,味苦。"《临床中药学》言:"鹿衔草,性温,味苦、辛。"《中国药典》载:"鹿衔草,性温,味甘、苦。"

风湿痹:指风痹、湿痹的合称。参阅茜根"本经

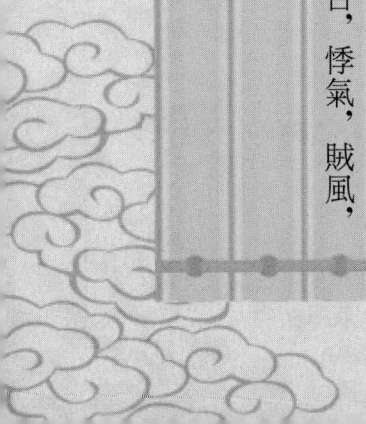

薇衔,味苦平。主風濕痹,曆節痛,驚癇,吐舌,悸氣,賊風,鼠瘺,癰腫。一名麋衔。生川澤。

要义"之"风痹"解,可互参。

历节痛:"历节",痹证之一种,又名历节风、白虎风、白虎节风、痛风。由于风寒湿邪侵入经脉,流注关节所致。症见关节肿痛,游走不定,疼痛剧烈,伸屈不利,昼轻夜重。邪郁化热,则关节见红肿热痛。历节因痛势剧烈,或游走不定,故有文献将其归属痛痹、行痹。

《金匮要略》上卷·中风历节脉证并治第五:"如水伤心,历节黄汗出,故曰历节……病历节不可屈伸,疼痛,乌头汤主之。"

《诸病源候论》卷二·风病诸候·历节风候:"历节风之状,短气白汗出。历节疼痛不可忍,屈伸不得是也。由饮酒腠理开,汗出当风所致也。亦有血气虚,受风邪而得之者,风历关节,与血气相搏交攻,故疼痛。血气虚则汗也。风冷搏于则不可屈伸,为历节风也。"

惊痫:"惊"通"惊";"痫"通"痫",故又称"惊痫"。指小儿急惊风。中医学指因受惊而得的"痫病"。详见牛黄"本经要义"之"惊痫"解,可互参。

吐舌:小儿不自主地摇动舌头。舌头吐出口外,长而弛缓为"吐舌";舌微伸出,旋即收回或伸出舐唇上下和口角左右,称之"弄舌"。

吐弄舌,见于高热病多属心脾实热;若舌色紫赤而吐弄,则是热毒内攻心包的重证。小儿先天不足,大脑发育不全也可出现弄舌,但色淡白,多呈虚象。

惊痫吐舌,指小儿高热所致急惊风、抽搐、摇头弄舌等临床症状。

悸气:"悸"读 ji。一是,表心惊跳。《说文·心部》:"悸,心跳也。"《黄帝内经素问》卷二十·气交变大论篇第六十九:"民病身热烦心躁悸,阴厥上下中寒,谵妄心痛,寒气早至,上应辰星。"王冰注:"悸,心跳动也。"《南史·任昉传》:"其一铃落入怀中,心悸因而有娠。"二是,表惊恐,惧怕。《楚辞·王逸〈九思·悼乱〉》:"惶悸兮失气,踊跃兮距跳。"王延寿注:"悸,惧也。"唐·李白《梦游天姥吟留别》:"忽魂悸以魄动,况惊起而长嗟。"三是,表心悸病。"悸"又作"痵"。《汉书·酷史传·田延年》:"(霍)光因举手自抚心曰'使我至今病悸!'"。

此处悸气,即指心悸病。由于惊恐害怕而心跳、心慌或心动不安等病证。亦即"惊恐悸气"。

贼风:贼,此处表邪恶的、不正派的。如贼头贼脑。《史记·龟策列传》:"寒暑不和,贼气相奸。""风"指风邪。贼风,一是指风邪。二是指"虚邪贼风"的简称。泛指四时不正常的气候,因他们具有贼害的性质,使人致病,故名"贼风"。《黄帝内经灵枢》卷九·贼风篇第五十八:"黄帝曰:夫子言贼风邪气之伤人也,令人病焉,今有其不离屏蔽,不出空穴之中,卒然病者,非不离贼风邪气,其故何也?"

鼠瘘:古病名,即颈腋部淋巴结结核,又称之为瘰疬。《黄帝内经灵枢》卷十·寒热篇第七十:"寒热瘰疬①在于颈腋者,皆何气使生? 岐伯曰:此皆鼠瘘寒热之毒气也,留于脉而不去也。黄帝曰:去之奈何? 岐伯曰:鼠瘘②之本,皆在于脏,其末上出于颈腋之间,其浮于脉中,而未内着于肌肉,而外为脓血者,易去也。"《诸病源候论》卷三十四·瘘病诸候·鼠瘘候:"鼠瘘者,由饮食不择,虫蛆毒变化入于腑脏,出于脉稽留脉内而不去,使人寒热。其根在肺,出于颈腋之间,其浮于脉中,而末内著于肌肉,而外为脓血者易去也。"

痈肿:古病名。

"痈",肿疡。由皮肤皮下组织化脓性的炎症所引起。《释名·释疾病》:"痈,壅也,气壅否结裹而溃也。"《说文·疒部》:"痈,肿也。"《灵枢·脉度》:"六府不和,则留为痈。"《本草纲目》第四卷·百病主治药:"痈、疽:深为疽,浅为痈;大为痈,小为疖。"疮面浅而大者为痈。多由外感六淫,过食膏粱厚味,外伤感染等,致营卫不和,邪热壅聚,气血凝滞而成。因发病部位不同,又分为内痈、外痈两大类,其临床症状均有肿胀、焮热、疼痛、成脓等症,属急性化脓性疾病。

"肿",指毒疮。《说文·肉部》:"肿,痈也。"《周礼·天官·疡医》:"疡医掌肿疡。"郑玄注:"肿疡,痈而上生疮者。"《黄帝内经素问》卷十三·大奇论篇第四十八:"肝满肾满肺满皆实,即为肿。"杨上善注:"肿谓痈肿也。"《后汉书·济北惠王寿传》:"头不枇沐,体生疮肿。"

痈肿泛指恶疮。

麋衔:即鹿衔草之别名。

---

① 瘰疬,古病名。又名鼠瘘、老鼠疮、疬子颈等。小者为瘰,大者为疬、多因肺肾阴虚,肝气久郁,虚火内灼,炼液为痰,或受风火邪毒,结于颈项、腋、胯之间。初起结块如豆,数目不等,无痛无热,后逐渐增大串生,久则微觉疼痛或结块相互粘连,推之不移。若溃破则脓汁稀薄,其中或夹有豆渣样物质,此愈彼起,久不收口,可形成窦道或瘘管。相当于现代医学之淋巴结结核,慢性淋巴结炎。《黄帝内经灵枢》卷十·寒热篇第七十:"寒热瘰疬在于颈腋者。"

② 鼠瘘:瘰疬破溃后,流脓稀薄,久不收口即为鼠瘘。

药物解读

《中华人民共和国药典》2015 年版一部收载：鹿衔草，为鹿蹄草科 Pyrolaceae 植物鹿蹄草 *Pyrola calliantha* H. Andres. 普通鹿蹄草 *Pyrola decorate* H. Andres. 的干燥全草。

【性味归经】性温，味甘、苦。归肝、肾经。

【功能主治】祛风胜湿，强筋壮骨，止血、止咳。用于治疗风湿痹痛，肾虚腰痛，腰膝无力，月经过多，久咳劳嗽等。

【药材鉴别要点】

药材根茎细长，茎圆柱形或具纵棱，长 10～30cm，叶基生，长卵圆形至近圆形，长 2～8cm，紫褐色，全缘或有稀疏的小锯齿，边缘略反卷，叶面有时沿脉具白色斑纹，叶背面有时具白粉。总状花序有花 4～6 朵。蒴果扁球形，气微，味淡，微苦。

【饮片鉴别要点】

饮片呈不规则的段状，根茎、叶、花、果实混合。根茎细，呈圆柱状，紫褐色，具纵棱，棱间有细皱纹。叶呈片状，紫褐色。总状花序已切段，可见小花棕褐色。可见扁球形的蒴果五星状纵裂，裂瓣边缘有珠丝状毛。气微，味淡，微苦。

【临床药师、临床医师注意事项】

除《药典》收载的两个品种外，尚有下列同属植物鹿衔草同等入药。

日本鹿蹄草 *Pyrola japonica* Klenze. ex Alef.

红花鹿蹄草 *Pyrola incarnate* Fisch. ex DC.

短柱鹿蹄草 *Pyrola minor* L.

长叶鹿蹄草 *Pyrola elegantala* H. Andres.

圆叶鹿蹄草 *Pyrola rotundigoia* L.

肾叶鹿蹄草 *Pyrola renifolia* Maxim.

邹叶鹿蹄草 *Pyrola rugosa* H. Andres.

医籍论选

《本经》名麋衔，一名鹿衔，言麋鹿有疾，衔此草即瘥也。按：《月令》五月鹿角解，十一月麋角解，是麋鹿有阴阳之分矣。此草禀少阴水火之气，是以麋鹿咸宜，犹乌药之治猫狗也。《素问》黄帝问曰：有病身热懈惰，汗出如浴，恶风少气，此为何病？岐伯曰：病名酒风，治之以泽泻、术各三分，麋衔五分，合以三指撮，为后饭（后饭，先服药也）。此圣方也。而后世不知用之，诚缺典矣。

——清·张志聪《本草崇原》

薇衔、麋衔当作麋衔也。鹿、麋一类也……麋衔乃《素问》所用治风病自汗药，而后世不知用之，诚缺略也。《素问》黄帝曰：有病身热懈惰，汗出如浴，恶风少气，此为何病？岐伯曰：病名酒风[①]……

——明·李时珍《本草纲目》

鹿衔草，紫背者好叶团，高尺余，出落雪厂者效。味辛、凉，性温、平。无毒。走足少阴，添精补髓，延年益寿。治筋骨疼痛，痰火之症。煎点水酒服。

——明·兰茂《滇南本草》

---

① 酒风：即漏风。指饮酒后感受风邪所致恶风多汗，少气，口干善渴，近衣则身如火烧，临食则汗流如雨，骨节懈惰，不欲自劳等病证。

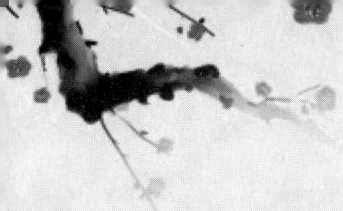

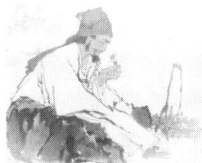

乌贼鱼骨　Wuzeiyugu

乌贼鱼骨，味咸微温。主女子漏下，赤白經汁，血閉，陰蝕，腫痛，寒熱，癥瘕，無子。生池澤。

【处方用名】海螵蛸——乌贼科 Sepiidae.

【经 文】乌贼鱼骨，味咸微温。主女子漏下，赤白经汁，血闭，阴蚀，肿痛，寒热，癥瘕，无子。生池泽。

曹元宇辑注本：乌贼鱼骨，味咸微温。主治女子漏下赤白经汁，血闭，阴湿肿痛，寒热，癥瘕，无子。生池泽。

本经要义

乌贼鱼骨：乌贼骨（海螵蛸）一药，应首载于《黄帝内经素问》用以治疗"血枯"[①]病。

《黄帝内经素问》卷十一·腹中论篇第四十："帝曰：有病胸胁支满者，妨于食，病至则先闻腥臊臭，出清液，先唾血，四支清，目眩，时时前后血，病名为何？何以得之？岐伯曰：病名血枯，此得之年少时，有所大脱血[②]，若醉入房中，气竭肝伤，故月事

①　血枯：a. 指中医古病名。主要症状有胸胁胀满，甚则妨碍饮食，发病时先闻到腥臭的气味，口中泛清水，吐血，四肢清冷，二目发眩，经常大小便出血。主要病因：一是少年时期曾患过大出血症；二是醉酒后行房事，伤及肝肾精血，病根留体内；妇女则见月经量减少或闭经。b. 指大失血后血气不足而引起的诸多疾病。

②　脱血：即血脱。因先天禀赋不足，或思虑、劳倦、房室、酒食所伤，或慢性出血，以至真阴亏损，血海空虚而成。症见面色苍白，夭然不泽，头晕眼花，四肢清冷，脉空虚。《黄帝内经灵枢》卷六·决气篇第三十："精脱者，耳聋；气脱者，目不明；津脱者，腠理开，汗大泄；液脱者，骨属伸屈不利，色夭，脑髓消，胫痠，耳数鸣；血脱者，色白，夭然不泽，其脉空虚，此其候也。"

衰少不来也。帝曰：治之奈何？复以何术？岐伯曰：以四乌鲗骨①一藘茹②二物并合之，凡以雀卵，大小如豆，以五丸为后饭，饮以鲍鱼汁，利肠中及伤肝也。"

《名医别录》："乌贼骨鱼，无毒。主治惊气入腹，腹痛环脐，阴中寒肿，令人有之，又止疮多脓汁不燥，肉，味酸，平，主益气强志。生东海，取无时。"

李时珍在乌贼骨条云："有文墨可为法则，故名乌鲗。鲗者，则也。骨名海螵蛸，象形也。"乌鲗无鳞有须，黑皮白肉，大者如蒲扇。炸熟以姜、醋食之，脆美。背骨名海螵蛸，形似樗蒲子而长，两头尖，色白，脆如通草，重重有纹，以指甲可刮为末，人亦镂③之为细饰。

综上所述，《本经》乌贼鱼骨，即现今之海螵蛸。

味咸微温：《本经》言："乌贼鱼骨（海螵蛸），性微温，味咸。"全国统编教材《临床中药学》载："海螵蛸，性微温，味咸、涩。归肝、肾经。"《中华人民共和国药典》2015年版一部收载："海螵蛸，性温，味咸、涩。归脾、肾经。"

女子漏下："漏"，一是指五不男之一，特指男子精关不固，常常自遗泄而影响生育。二是指泪流不止的病证。三是指中医称人体的液体流出不止的疾病或疮疡。

《黄帝内经素问》卷十四·刺禁论篇第五十二："刺匡④上陷骨中脉，为漏为盲⑤。"高士宗质直解："刺匡上陷骨，中伤其脉，则泪流不止，故为漏。（经文简义：如果针刺眼眶陷骨而损伤到眼的络脉，就会流泪不止，甚至失明。）

此处"女子漏下"，指女子崩漏病。即女子不在行经期间，阴道内大量出血，或持续出血，淋漓不断的病证。如果出血量多而来势急剧者，谓之"血崩"或"崩中"；如果血量较少，但持续不断者，称之为"漏下"。另说：女

---

① 乌鲗骨：即乌贼骨。《说文·鱼部》："鲗，乌鲗，鱼名。"乌鲗，即乌贼，又名墨鱼。

② 藘茹：即茜草。《名医别录》："茜草……一名藘茹……"

③ 镂：音 lou，雕刻。《说文·金部》："镂，刚铁可以刻镂。"《尔雅·释器》："金谓之镂，木谓之刻。"郭璞注："皆治器之名。"清·段玉裁《说文解字注·金部》："镂，本刚铁之名，刚铁可受镌刻，故镌刻亦曰镂。"鲁迅《故事新编·非攻》："第三家的大门上，钉着一块雕镂极工的楠木牌。"

④ 匡，"匡"通"眶"。"匡上"指眼眶。

⑤ 为漏为盲：流泪不止为漏，视物不见为盲。

人月经刚停后，又续见下血，淋漓不断。《金匮要略》卷下·妇人妊娠病脉证并治第二十："妇人有漏下者；有半产后因续下血都不绝者……胶艾汤主之。"

赤白经汁：经汁指月经、经血、经水。赤白经汁，指女人经血白带或指红崩白带。

血闭：即"闭经"。

阴蚀肿痛："阴蚀"，中医病名。又谓之"阴疮""阴蟨""蟨疮"。出自《神农本草经》。多因情志郁久、损伤肝脾、湿热下注、郁蒸生虫（滴虫）、虫蚀阴中所致。"阴蚀肿痛"指阴蚀重症。妇女因患阴道滴虫病、外阴或阴道内瘙痒，甚则疼痛，常渗出水液，痒痛难忍。如果因瘙痒引起阴道生疮溃烂，为阴痒的重症，即"阴蚀"。

寒热：详见巴豆、蚱蝉、连翘等"本经要义"之"寒热"解，可互参。

癥瘕：详见丹参"本经要义"之"破癥除瘕"解，可互参。

无子：即不能生育。

药物解读

《中华人民共和国药典》2015 年版一部收载：海螵蛸，为乌贼骨科动物无针乌贼 *Sepiella maindronide* Rochebrune. 金乌贼 *Sepia esculenta* Hoyle. 的干燥骨状内壳。

【**性味归经**】性温，味咸、涩。归脾、肾经。

【**功能主治**】收敛止血，涩精止带，制酸止痛，收湿敛疮。用于治疗吐血衄血，崩漏便血，遗精滑精，赤白带下，胃痛吞酸。外用治疗损伤出血，湿疹湿疮，溃疡不敛等。

【**药材鉴别要点**】

无针乌贼　呈扁长椭圆形，中间厚，边缘薄，长 9～14cm，宽 2.5～3.5cm，厚约 1.3cm。背面有磁白色脊状隆起，两侧略显微红色，有不甚明显的细小疣点；腹面白色，自尾端到中部有细密波状横层纹；角质缘半透明，尾部较宽平，无骨针。体轻，质松，易折断，断面粉质，显疏松层纹。气微腥，味微咸。

金乌贼　呈扁长椭圆形，中间厚，边缘薄，长 12～25cm，宽 6～7cm，厚 1.3～1.5cm。背面疣点明显，略呈层状排列。腹面的细密波状横沉纹占全体大部分,中间有纵间浅槽。尾部角质缘渐宽,向腹面翘起,半透明,末端有一骨针,多已断落。体轻,质松,易折断,断面粉质,显疏松层纹。气微腥,味微咸。

【饮片鉴别要点】

饮片呈不规则形或类方形小块,类白色至微黄色。切面呈粉质状,显疏松层纹,气微腥,味微咸。

医籍论选

乌贼鱼骨……其骨《素问》名乌鲗骨,今名海螵蛸。

乌贼骨禀金水之精,金能平木,故治血闭肿痛,寒热癥瘕。水能益髓,故治赤白漏下,女子无子。《素问》:治年少时,有所大脱血,或醉入房,中气竭肝伤,故月事衰少不来,病名血枯,治以四乌鲗骨,一藘茹为末,丸以雀卵,大如小豆,每服五丸,饮以鲍鱼汁。

——清·叶天士《本草经解》

乌贼鱼骨气微温,禀天春和之木气,入足厥阴肝经;味咸无毒,得地北方之水味,入足少阴肾经。气味升多于降,阳也。

女子以血为主,肝为藏血之脏,肝血不藏,则赤白漏下;其主之者,气温以达之也。肝藏血,血枯则血闭;其主之者,味咸以通之也。

肾为藏精之脏,主阴户隐曲之地。肝为厥阴,其经络阴器。其筋结阴器,二经湿浊下注,则阴蚀肿痛。其主之者,气温可以燥湿,味咸可以消肿也。

寒热癥瘕者,癥瘕而发寒热也;乌贼骨,咸可软坚,温可散寒热也。

男子肾虚,则精竭无子;女子肝伤,则血枯无子;咸温入肝肾,通血益精,令人有子也。

——清·张志聪《本草崇原》

乌贼骨,即乌鲗骨,俗名海鳔蛸,咸微温无毒。乌鲗骨,厥阴血分之药,兼入少阴,其味咸而走血,故治血枯血瘕,经闭崩带,阴蚀肿痛,丈夫阴肿,下痢疳疾,厥阴本药也。寒热疟疾,聋瘿,少腹痛,阴痛,厥阴经病也。目翳流泪,厥阴窍病也。厥阴为藏血室,少阴为隐曲之地,故诸血病、阴病皆治之。

——清·张璐《本经逢原》

海螵蛸，一名乌贼骨。宣，通经脉……祛寒湿。咸走血、温和血。入肝肾血分。通血脉，祛寒湿，治血枯(《内经》：血枯，治之以乌鲗骨)，血瘕，血崩血闭，腹痛环脐，阴蚀肿痛(烧末酒服)，疟痢疳虫，目翳泪出，聤耳出脓(性能燥脓收水，为末，加麝少许，掺入)，厥阴、少阴(肝、肾)经病。

——清·汪昂《本草备要》

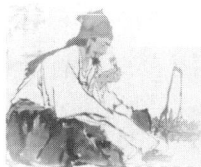

五味子　Wuwezi

【处方用名】五味子——木兰科 Magnoliaceae.

【经　文】五味子,味酸温,主益气,咳逆上气,劳伤羸瘦,补不足,强阴,益男子精。生山谷。

本经要义

五味子:梁·陶弘景《名医别录》:"五味子,无毒。主养五藏,除热,生阴中肌。一名会及,一名玄及。生齐山及代郡。八月采,阴干。"

梁·陶弘景《本草经集注》:"五味子,今第一出高丽,多肉而酸、甜,次出青州、冀州,味过酸,其核并似猪肾。又有建平者,少肉,核形不相似,味苦,亦良。此药多膏润,烈日暴之,乃可捣筛。捣方亦须用。"

唐·苏敬《新修本草》:"五味,皮肉甘、酸,核中辛、苦,都有咸味,此则五味具也。"《本经》云:"味酸,当以木为五行之先也。其叶似杏而大,蔓生木子。子作房如落葵,大如蘡①子,一出蒲州及蓝天山中。"

宋·苏颂《图经本草》:"五味子,生齐山山谷及代郡。今河东、陕西州郡尤多,而抗越间亦有。春初生苗,引赤蔓于高木,其长六、七尺,叶尖圆似杏叶,三、四月开黄白花,类小莲花,七月成实如豌豆许大,生青熟红紫……其味酸、咸、苦、辛、甘,味全

_____

① 蘡 ying,即野葡萄,又名山葡萄、山樏。葡萄科植物。

五味子,味酸溫,主益氣,咳逆上氣,勞傷羸瘦,補不足,強陰,益男子精。生山谷。

者真也。"所附药图："秦州五味子""越州五味子"，应是现今木兰科植物南五味子和北五味子的果实。

综上所述，古今所用五味子相同。

味酸温：《本经》言："五味子，性温，味酸。"全国统编教材《临床中药学》与《中国药典》所载："五味子，性温，味酸甘"，差异不大。

益气：即补气，是治疗气虚证之方法。人身五脏六腑之气，均为肺所主。而来自中焦脾胃水谷之精气，则由上焦开发，输布全身，所以气虚多责于肺、脾二经。气虚主要表现为倦怠乏力，声低懒言，呼吸少气，面色㿠白，自汗怕风，大便滑泄，脉弱或虚大。五味子味酸能够养阴生津，味甘能够益气。故五味子既能补气，也能养阴。五味子其益气之功为医家所用。

咳逆上气：见当归"本经要义"之"咳逆上气"解读，可互参。

劳伤羸瘦："劳"，病证名。即"虚劳"的简称。《金匮要略》卷上·血痹虚劳病脉证并治第六："夫男子平人，脉大为劳，极虚亦为劳。虚劳里急，悸、衄，腹中痛，梦失精，四肢酸痛，手足烦热，咽干口燥，小建中汤主之。虚劳里急，诸不足，黄芪建中汤主之。虚劳腰痛、少腹拘急，小便不利者，八味肾气丸主之。虚劳诸不足，风气百疾，薯蓣丸主之。虚劳虚烦，不得眠，酸枣汤主之。"亦指过度疲劳。《黄帝内经素问》卷十一·举痛论篇第三十九："劳则气耗……劳则喘息汗出，外内皆越，故气耗矣。"

"劳伤"，即"劳倦"，属内伤病证。多因七情内伤，起居不节，劳伤脾气，气衰火旺，故见困乏懒言，动则喘乏，表热自汗，心烦不安等症。《黄帝内经素问》卷十七·调经论篇第六十二："有所劳倦，形气衰少，谷气不盛，上焦不行，下脘不通。胃气热，热熏胸中，故内热。"

羸瘦，羸、瘦，同义词叠用。羸，《说文·羊部》："羸，瘦也。"朱骏声通训定声："本训当为羸羊，转而言入耳。"《国语·楚语下》："民之羸馁，日已甚矣。"韦昭注："羸，瘠也。"《汉书·邹阳传》："今天下补衣穷居之士，身在贫羸。"颜师古注："衣食不充，故羸瘦也。"指人体虚弱消瘦。"劳伤羸瘦"指因过度疲劳，使人身虚弱。

补不足：针对前文"主益气，咳逆上气，劳伤羸瘦"，五味子味咸入肾而补肾纳气。对于气阴两虚，肾不纳气之虚喘等，五味子具有很好的补益作用。补不足，即补益虚证。

强阴："阴"指肾精。五味子入肾而能补肾固精。对于肾虚遗精、滑精或小便不禁等均可用之。"强阴"还指肺阴、心阴。如气阴两虚之消渴、胸痹等。

益男子精：即指五味子补不足，强阴之作用结果，即能宁心安神，又能补益心肾。治疗肾虚、精关不固。

药物解读

《中华人民共和国药典》2015 年版一部收载：五味子，为木兰科植物五味子 *Schisandra chinensis*（Turcz.）Baill. 的干燥成熟果实，习称"北五味子"；华中五味子 *Schisandra sphenanthera* Rehd. et Wils. 的干燥成熟果实，习称"南五味子"。

【性味归经】性温，味酸甘。归肺、心、肾经。

【功能主治】收敛固涩，益气生津，补肾宁心。用于治疗久嗽虚喘，梦遗滑精，遗尿尿频，久泻不止，自汗盗汗，津伤口渴，内热消渴，心悸失眠等。

【药材（饮片）鉴别要点】

北五味子　北五味子呈不规则的球形或扁球形，直径 5～8mm。表面红色、紫红色或暗红色，皱缩，显油润，有的表面呈黑红色或出现"白霜"。果肉柔软，种子 1～2，肾形，表面棕黄色，有光泽，种皮薄而脆。果肉气微，味酸；种子破碎后，有香气，味辛、微苦。

南五味子　南五味子呈球形或扁球形，直径 4～6mm，表面棕红色至暗棕色，干瘪，皱缩，果肉常紧贴于种子上。种子 1～2，肾形，表面棕黄色，有光泽，种皮薄而脆。果肉气微，味微酸。（见表 1）

表 1　北五味子与南五味子主要鉴别要点

分项	北五味子	南五味子
形状、大小	不规则球形至扁球形，直径 5～8mm	球形至扁球形，直径 4～6mm
表面	红色、紫红色至暗红色，有黑红色或出现"白霜"（皂苷析出物）	棕红色至暗红色（颜色较灰暗）
果肉	柔软、显油润	干瘪皱缩，紧贴种子上
种子表面	有光泽	略呈颗粒状，略有光泽

【拓展阅读——类药比较】

五味子与山茱萸果实入药,皆味酸性温,均有较强之固涩作用,常相配伍应用。然山茱萸果实重于滋补肝肾之阴,固经止汗、止血作用强。五味子偏重于养心敛肺,纳肾气。故止咳平喘,生津止渴,宁心安神之效佳,但无止血作用。且两者临床调配时均宜"打破"调配为佳。因两药的治病成分均在果核里面。

【临床药师、临床医师注意事项】

五味子,古人认为五味俱全:辛、甘、酸、苦、咸。五味子果肉味酸,微甜。而果核才有辛、苦、咸味。目前各医院调配时,均未打烂。五味子调配时均未打烂。五味子调配时如果不打碎,其临床疗效极差。故《中国药典》2015年版规定:调配时必须打烂入药。

五味子有南五味子和北五味子之分,《中国药典》分别收载,其性味、归经、功能主治、临床应用均相同,传统中医认为:北五味子较南五味子为佳。

五味子的功效特点——五味俱全

五味子是补气药:主要补肺气(止咳平喘)、补脾气(涩肠止泻)、补心气(宁心安神)、补肾气(固精、缩尿、止带)。

五味子是收敛药(收敛固涩药):五味子敛肺气、涩肠、固精、缩尿、止带、止遗尿、妇女白带等,但不止血。

五味子在上入肺,有生津济源之益;在下入肾,有固精养髓之功。

医籍论选

五味子色味咸五,乃禀五运之精,气味酸温,得东方生长之气,故主益气。肺主呼吸,发原于肾,上下相交,咳逆上气,则肺肾不交。五味子能启肾脏之水精,上交于肺,故治咳逆上气。本于先天之水,化生后天之木,则五脏相生,精气充足,故治劳伤羸瘦,补不足。核形象肾,入口生津,故主强阴。女子不足于血,男子不足于精,故益男子精。

——清·张志聪《本草崇原》

五味子气温,禀天春升之木气,入足少阳胆经。味酸无毒,得地东方之木味,入足厥阴肝经。气升味降,阴也。胆者担也,生气之原也,肝者敢也,以生血气之脏也。五味气温益胆,味酸益肝,所以益气。肝血虚则木枯火炎，乘所不胜，病咳逆上气矣。五味酸以收之，温以行之，味过于酸，则肝气以津而火不炎矣，肝气不足，则不胜作劳，劳则伤其真气，而肝病乘脾，脾主肌肉，故肌肉瘦削。五味酸以滋肝，气温治劳，所以主劳伤羸瘦。

肝胆者，东方生生之脏腑，万物荣发之经也。肝胆生发，则余脏从之宣化。五味益胆气而滋肝血，肝旺故阴强也。酸温之品，收敛元阳，敛则阴生，精者阴气之英华也，所以益男子精也。

——清·叶天士《本草经解》

五味子气温味酸，得东方生长之气而主风。人在风中而不见风，犹鱼在水而不见水。人之鼻息出入，顷刻离风则死，可知人之所以生者，风也。风气通于肝，即人身之木气。庄子云：野马也，尘埃也，生物之息以相吹也。"息"字有二义：一曰"生息"，二曰"休息"。五味子温以逐木气之发荣，酸以敛木之归根。生息、休息，皆所以益其生生不穷之气。尚其气不治，治，安也。咳逆上气者，风木挟火气而乘金也。为劳伤、为羸瘦、为阴痿、为精虚者，则《金匮》所谓"虚劳诸不足，风气百疾"是也。风气通于肝，先圣提出虚劳大眼木，惜后人不能申明其义。五味子益气中大具开阖升降之妙，所以概主之也。

唐宋以下诸家，有谓其具五味而兼治五脏者；有谓其酸以敛肺，色黑入肾，核似肾而补肾者，想当然之说，究非定论也。然用治五脏，得其生气而安，为《本经》言外之正旨。仲景佐以干姜，助其温气，俾气与味相得而益彰，是补天手段。

——清·陈修园《神农本草经读》

五味子，味酸、微苦、咸，气涩。入手太阴肺经。敛辛金而止咳，收庚金而住泄，善收脱陷，最下冲逆。

咳嗽冲逆者，辛金之不敛也，泄利滑溏者，庚金之不敛也。五味酸收涩固，善敛金气，降辛金之上冲而止咳逆，升庚金之下脱而止滑泄，一物而三善备焉。金收则水藏，水藏则阳秘，阳秘则上清而下温，精固而神宁，是亦虚劳之要药也。

——清·黄元御《长沙药解》

五味子，味酸温。主益气，气敛则益。咳逆上气，肺主气，肺气敛则咳逆除，而气亦降矣。劳伤羸瘦，补不足，气敛藏，则病不侵而身强盛矣。强阴,气敛则归阴。益男子精。肾主收藏,而精者肾之所藏者也,故收敛之物无不益肾。五味形又似肾,故为补肾之要药。此以味为治也,凡酸味皆敛,而五味酸之极,则敛之极,极则不止于敛,而且能藏矣。藏者冬之令,属肾,故五味能补肾也。

——清·徐大椿《神农本草经百种录》

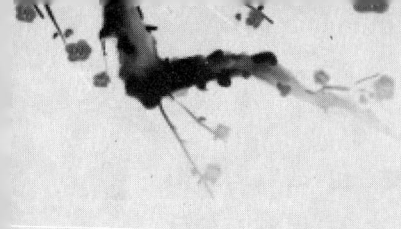

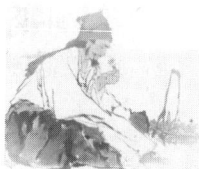

【处方用名】苍耳子——菊科 Compositae.

【经文】枲耳实，味甘温。主头风，寒痛，风湿，周痹，四肢拘挛，痛，恶肉死肌。久服益气，耳目聪明，强志轻身。一名胡枲，一名地葵。生川谷。

曹元宇本：枲耳实，味甘温。主治风头寒痛，风湿周痹，四肢拘挛痛，恶肉死肌。久服益气，耳目聪明，强志轻身。一名胡枲，一名地葵。生川谷。

本经要义

枲耳实：《本经》枲耳实，为现今苍耳子。别名胡枲，是苍耳全草。别名地葵，也指苍耳全草。因地葵又是地肤全草的别称。可以推断，西汉时期，苍耳子和苍耳茎叶分别入药。

枲耳实古今本草溯源

《名医别录》："枲耳实，味苦。叶，味苦、辛，微寒，有小毒。主治膝痛，溪毒。一名葹，一名常思，生安陆及六安田野、实熟时采。"

祝按：陶氏明确将苍耳子和茎叶分别记载其性味，可以肯定，在古代苍耳子和苍耳茎叶分别入药，但其性味功效并未区别。

《备急千金要方》卷二十六食治·苍耳子："苍耳子，味苦、甘，温。叶味苦、辛，微寒涩。

枲耳實，味甘溫。主頭風，寒痛，風濕，周痹，四肢拘攣，痛，惡肉死肌。久服益氣，耳目聰明，強志輕身。一名胡枲，一名地葵。生川穀。

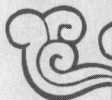

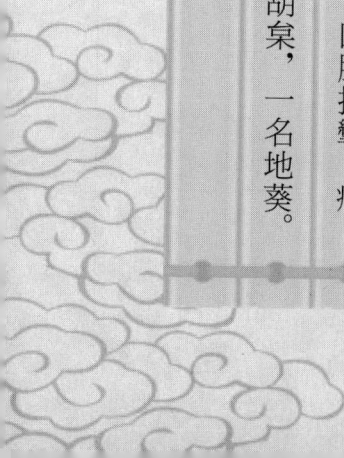

有小毒。主风头寒痛，风湿痹，四肢拘急变痛，去恶肉死肌，膝痛溪毒。久服益气，耳目聪明，强志轻身。一名胡臬，一名地葵，一名蒬，一名常思。蜀人名羊负来。秦名苍耳。魏人民隽剌。黄帝云：戴甲苍耳不可共猪肉食，害人。食甜粥复以苍耳甲，下之成走注，又患两胁。立秋后忌食之。"

祝按：孙思邈明确指出，苍耳子，苍耳子叶均可入药，但性味有别。

宋·苏颂《图经本草》："菜耳……叶青白，似胡荽，白华细茎，蔓生，可煮茹，滑而少味。四月中生子，正如妇人耳珰，今或谓之耳珰草……古今方书多单用，治丁肿甚者：生捣根、叶和小儿溺，绞取汁，令服一升，日三。又烧作灰，和腊月猪脂，封上，须臾拔出根，愈。"

祝按：苏氏言明苍耳、果实与叶均入药。

明·王象晋在《群芳谱》中云："卷耳，宿莽也……叶如鼠耳，丛生如盘。性甚奈拔，其心不死。可以鱼毒。捣碎置上流，鱼悉暴鳃。入药笥中，白鱼不能损书。"

祝按：《群芳谱》所言卷耳及其作用，即指苍耳全草而言。

明·李时珍："枲耳，其叶形如枲麻，又如茄，故有枲耳及野茄诸名。其味葵，故名地葵，与地肤同名。""秋间结实，北桑葚短小而多刺。嫩苗炸熟，水浸淘拌食，可救饥。其子炒去皮，研为面，可作烧饼食，亦可熬油点灯。"

时珍将苍耳子、苍耳茎叶分别收载。并云："苍耳叶久服去风热有效，最忌猪肉及风邪，犯之则遍身发出赤丹也。按苏沈良方云：枲耳根、苗、叶、实，皆洗濯阴干，烧灰汤淋，取浓汁，泥二灶炼之……"

祝按：在《本草纲目》记载的很多汤方治疗各种疾患中，均用其茎叶入药。

明·朱橚在《救荒本草》中载：叶及实皆可食。并云："苍耳，本草名菜耳，俗名道人头，又名喝起草，一名胡菜，一名地葵，一名蒬，一名常思，一名羊负来……其实味苦甘，性温。叶味苦、辛，性微寒，有小毒，又云：无毒。"

祝按：《救荒本草》如载苍耳，是指苍耳全草无疑。苍耳（指茎叶）和苍耳子除药用外，其嫩苗和苍耳子去壳均可作饥荒食物。

叶定江、原思通所著《中药炮制学》及南京中医药大学《中药大辞典》均将苍耳子和苍耳苗（苍耳）分别记载。

综上所述，《神农本草经》记载枲耳应是苍耳全草。在古代苍耳子和苍耳（茎叶）分别入药，或只用未结果实前之茎叶，现今称谓全草。

味甘温：《本经》言："苍耳，性温，味甘。"统编教材《临床中药学》言苍耳子："性温，味辛。有毒。"《中国药典》言苍耳子："性温，味辛、苦。有毒。"差异较大。

风头：又称头风。指头痛日久不愈，时发时止，甚至一触即发的病证。由风寒浸入头部经络，或因痰涎风火，余遏经络，以致气血壅滞所致。症见头部剧烈掣痛，痛连眉梢、眼睛，甚至目昏不能睁开，头不能抬举，头皮麻木，恶心；有的患者可以兼见眼病症状，如急性虹膜睫状体炎之剧烈头痛，甚则病眼失眠。

《诸病源候论》卷二·风病诸候下·头面风候："头面风者，是体虚，诸阳经脉，为风所乘也。诸阳经脉上走于头面，运动劳役，阳气发泄，腠理开而受风，谓之首风。病状头面多汗恶风，病甚则头痛。又新沐中风，则为首风。又新沐头未干，不可以卧，使头重身热，反得风则烦闷。诊其脉，寸口阴阳表里，相互乘。如风在首，久不瘥，则风入脑，变为头眩。"

寒痛："寒"，病因六淫之一。寒属阴邪，易伤阳气，而影响气血活动。寒邪外束，与卫气相搏，阳气不得宣泄，可见恶寒、发热、无汗等症。"寒痛"即指六淫之一寒邪所致之疼痛。《黄帝内经素问》卷十二·痹论篇第四十三："痛者，寒气多也，有寒故痛也。"

风湿：风邪与湿邪的合称。风和湿两种病邪结合所致之病证，亦称风湿症。《金匮要略》卷上·痉湿暍病脉证第二："风湿相搏，身体疼烦。""风湿相搏，骨节疼烦，掣痛不得屈伸，近之则痛剧，汗出短气，小便不利，恶风不欲去衣，或身微肿者，甘草附子汤主之。"

周痹：痹证之一种。因于素体气虚，风寒、湿邪侵入血脉、肌肉所致。症见周身疼痛，沉重麻木，项背拘急。《黄帝内经灵枢》卷五·周痹第二十七："黄帝问于岐伯曰：周痹之在身也，上下移走随脉，其上下左右相应，间不容空,愿闻此痛……岐伯对曰:周痹者,在血脉之中,随脉以上,随脉以下,不能左右,各当其所。"周痹治疗,宜益气和营,祛湿通痹。常用方剂:蠲痹汤。

拘挛:病证名,又谓痀挛,属筋病范畴。多因阴血不足,风寒湿热侵袭以及瘀血留滞所致,或因血虚不能养筋所致,或因肝气失于疏养所致等。其状四肢牵引拘挛,活动不能自如,或自觉紧缩感,以致影响活动。多见于四肢、两肋及少腹。《黄帝内经素问》卷十八·缪刺论篇第六十三:"邪客于足太阳之络,令人拘挛背急,引胁而痛,刺之从项始数脊椎挟脊,疾按之应手如痛……"

恶肉死肌:同义词叠加使用。"恶肉"包括体表疣、赘及斑痕疙瘩。晋·葛洪《肘后方》:"恶肉者,身中忽有肉,如赤小豆粒突出,便长如牛马乳,亦如鸡冠状。"

久服益气,耳目聪明,强志轻身:苍耳、苍耳子均有毒,不可多服、久服。道家思想,不必深究。

胡菜、地葵均是苍耳全草的别称。

药物解读

《中华人民共和国药典》2015 年版一部收载:苍耳子,为菊科植物苍耳 *Xanthium sibiricum* Patr. 的干燥成熟带总苞的果实。

【性味归经】性温,味辛、苦,有毒。归肺经。

【功能主治】散风寒,通鼻窍,祛风湿。用于治疗风寒头痛,鼻塞流涕,鼻衄,鼻渊,风疹瘙痒,湿痹拘挛。

【鉴别要点】

药材　苍耳果实包在总苞内,本品呈纺锤形或卵圆形,两端渐尖,长 1～1.5cm,直径 0.4～0.7cm。表面黄棕色或黄绿色,全体密生硬钩刺,刺长 1～1.5mm。顶端有 2 枚较粗的刺,分离或相连,基部有果梗痕。外币(总苞)质硬而韧,横切面可见中间有一纵间隔膜,分为 2 室,每室各有 1 枚瘦果。略呈纺锤形,果皮薄,灰黑色,具纵纹,一面较平坦,顶端具 1 突起的花柱基,种皮膜质,浅灰色,有纵纹。内有子叶 2 片,有油性。气微,味甘、微苦。

炮制品　生苍耳子有毒,需清炒去其刺。炒苍耳子,形如苍耳子,表面黄褐色,有刺痕。微有香气。用时打烂。

【临床药师、临床医师注意事项】

1. 古今药用部位之别

古代苍耳（全草）和苍耳子（成熟果实）是分别入药的，苍耳有毒，一般情况下是指苍耳子。《本经》所载枲耳，应是苍耳全草。其功效与临床应用应是区别的。

《名医别录》《千金翼方》《履巉岩本草》《本草图经》等所载苍耳均是指苍耳全草。

《中药炮制学辞典》："苍耳，又名地葵、粘粘葵。载《神农本草经》，系菊科植物苍耳 *Xanthium sibiricum* Patr. ex Widde. 或蒙古苍耳 *Xanthium mongolicum* Kitag. 的全草。夏季割取全草，去泥，切段晒干或鲜用。"

饮片性状：呈茎、叶、花果混合的段片状。茎圆柱形，表面棕褐色，具纵棱，散生黄白色点状皮孔和暗紫色条斑。叶片暗绿色。气清香，味咸。

炮制作用：苍耳性味苦、辛，微寒；小毒。归脾、肺、肝经。具有祛风、散热、除湿、解毒功能。用于治疗感冒，头风，头晕，鼻渊，目赤，目翳，风湿痹痛，拘挛麻木，风癞，疔疮，疥癣，皮肤瘙痒，痔疮，痢疾等。

2. 《中药大词典》收载苍耳为其茎叶

《中药大辞典》收载：苍耳为菊科植物苍耳 *Xanthium sibiricum* Patr. ex Widde. 的茎叶。性寒，味苦辛。有小毒。祛风散热，解毒杀虫。用于治疗头风，头晕，湿痹拘挛，目赤目翳，风癞，疔肿，热毒疮疡，皮肤瘙痒等症。

医籍论选

苍耳实苦甘而温，活血祛风湿居多。叶苦辛微寒，解热毒疮疡为最。故《本草》主风头寒痛、风湿周痹、四肢拘挛痛、恶肉死肌疼痛，祛风湿、活血可知。久服益气，开聪明，强志轻身，即其效也。

叶：散疥癣疮，遍身瘙痒，溪毒，追风湿毒在骨髓，杀疳虫，湿䘌，其解热毒疮疡概见矣。然虽有叶、实之分，其解热毒、祛风湿、活血兼见矣。

——明·皇甫嵩《本草发明》

苍耳子，一名菉耳，即《诗》卷耳。轻，发汗、散风湿。甘、苦，性温。善发汗，散风湿，上通脑顶，下行足膝，外达皮肤。治头痛目暗，齿痛鼻渊，肢挛痹痛，瘰疬疮疥（采根叶熬，名万应膏），遍身瘙痒（作浴汤佳）。

——清·汪昂《本草备要》

苍耳《本经》名葈耳,该茎叶而言也。今时用实,名苍耳子,子内仁肉,气味甘温,外多毛刺,故有小毒,花白实黄,禀阳明燥金之气。金能制风,故主治风头寒痛,谓头受风邪,为寒为痛也。燥能胜湿,故主治风湿周痹,四肢拘挛痛,谓风湿之邪,伤周身血脉而为痹,淫于四肢而为拘挛疼痛也。夫周痹,则周身血脉不和,周痹可治,则恶肉死肌,亦可治也。四肢拘挛痛可治,则膝痛亦可治也。久服则风湿外散,经脉流通,故益气。

—— 清·张志聪《本草崇原》

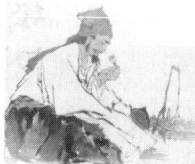

【处方用名】 茵陈——菊科 Compositae.

【经文】 因陈，味苦平。主风湿寒热，邪气，热结黄疸，久服轻身，益气耐老。生邱陵阪岸上。

曹元宇辑注本：茵陈蒿，味苦无毒。主治风湿寒热邪气，热结黄疸，久服轻身、益气、耐老。生太山及丘陵坡岸上。

本经要义

因陈： "因"通"茵"。"茵"指嫩草。唐·段成式《和徐商贺卢员外赐绯》："草辞倒载吟归去，看欲东山又吐茵。"

《名医别录》："茵陈蒿，微寒，无毒。主治通身发黄，小便不利，除豆热，去伏瘕。久服面白悦，长年。白兔食之，仙。生太山及丘陵阪岸上。五月及立秋采，阴干。"

《本草经集注》："茵陈蒿，味苦，平、微寒，无毒……今处处有，似蓬蒿而叶紧细。茎，冬不死，春又生。惟入治黄疸用。"《仙经》云："白蒿，白兔食之，仙。而今茵陈乃云此，恐是误尔。"

《图经本草》："茵陈蒿……春初生苗，高三五寸，似蓬蒿而叶紧细，无花实，秋后叶枯，茎干经冬不死，至春更因旧苗而生新叶，故名茵陈蒿。五月七月采茎、叶，阴干，今谓之山茵陈。"所附药图"绛州茵陈蒿"，应是菊科艾属植物。

因陳，味苦平。主風濕寒熱，邪氣，熱結黃疸，久服輕身，益氣耐老。生邱陵阪岸上。

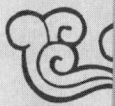

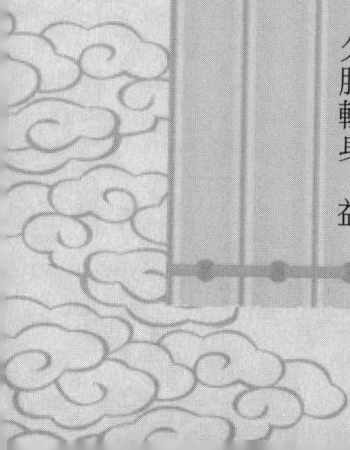

《本草拾遗》:"茵陈,本功外,通关节,去滞热,伤寒用之。虽蒿类,苗细经冬不死,更因旧苗而生,故名因陈,后加'蒿'字也。"

五代·韩保昇《蜀本草》:"叶似青蒿而背白,今所在皆有,采苗,阴干。"

《本草纲目》:"茵陈昔人多莳为蔬,故入药用山茵陈,所以别家茵陈也……今淮扬人,二月二日犹采野茵陈苗,和粉面作茵陈饼食之,后人各据方土所传,遂致混乱。今山茵陈二月生苗,基茎如艾。其叶如淡色青蒿而背白,叶歧紧细而扁整。九月开细花黄色,结实大如艾子,花实并与庵蕳花实相似,亦有无花实者。"

综上所述,古今所用茵陈,其品种完全相同。

味苦平:《本经》言:"茵陈,性平,味苦。"统编教材《临床中药学》载:"茵陈,性微寒,味苦、辛。归肝、胆经。"《中国药典》载:"茵陈,性微寒,味苦、辛。归脾、胃、肝、胆经。"古今性味、归经有别。

风寒湿热:风、寒、湿、热属病因六淫范畴。

"风",为六淫之一,指风邪,属阳邪,为外感疾病的先导,故外感多有风证,并常与其他病邪结合而致病。如风寒、风热、风湿、风燥等。《黄帝内经素问》卷十二·风论篇第四十二:"故风者百病之长也,至其变化乃为他病也,无常方,然致有风气也。"其临床症状常有恶风寒、发热及游走性多变性的特点。《黄帝内经素问》卷十二·风论篇第四十二:"风气藏于皮肤之间,内不得通,外不得泄;风者善行而数变,腠理开则洒然寒,闭则热而闷。"

"湿",六淫之一,湿属阴邪,性质重浊而黏腻,它能阻滞气的活动,障碍脾的运化。外感湿邪,常见体重腰酸,四肢困倦,关节肌肉疼痛,痛常限于一处不移;湿浊内阻肠胃,常见胃纳不佳,胸闷不舒,小便不利,大便溏泄等症。《黄帝内经素问》卷二十二·至真要大论篇第七十四:"诸痉项强,皆属于湿。"

"寒",六淫之一,属阴邪,易伤阳气而影响气血活动。人体阳气不足,卫气不固密,就易受寒邪侵袭而致病。常见之如恶寒、发热、头痛、身痛、骨节疼痛或腹痛泄泻等症。《黄帝内经素问》卷十七·调经论篇第六十二:"经言阳虚则外寒,阴虚则内热;阳盛则外热,阴盛则内寒。"《黄帝内经素问》卷二十二·至真要大论篇第七十四:"诸病水液,澄彻清冷,皆属于寒。"

"热",六淫之一,与火同一属性的致病因素,属阳邪。《黄帝内经素问》卷十九·五运行大论篇第六十七:"南方生热,热生火,火生苦,苦生心,心生血,血生脾。其在天为热,在地为火,在体为脉,在气为息,在脏为心,其性为暑。"又指热证,八纲辨证之一。各种原因引致阳气亢盛的病证。《黄帝内经素问》卷二·阴阳应象大论篇第五:"阴胜则阳病,阳胜则阴病。阳胜则热,阴胜则寒。重寒则热,重热则寒。"

邪气:指病邪,与人体正气相对而言,泛指各种致病因素及其病理损害。《黄帝内经素问》卷九·评热病论篇第三十三:"邪之所凑,其气必虚。"《黄帝内经素问》卷八·通评虚实论篇第二十八:"邪气盛则实,精气夺则虚。"又指前文"风湿寒热"病邪。

热结黄疸:"热结",即"结热",指热邪聚结而出现的病理现象。如热结肠胃,则出现腹痛,大便燥结,甚则潮热谵语,脉沉实等症。热结血分,则出现蓄血症。热结膀胱,则出现血热相搏的实证。伤寒太阳病不解,化热入里,与血相搏,结于膀胱,症见下腹部硬满,拘急不舒,小便自利,发热而不恶寒,神志如狂等。

"黄疸",又称黄瘅,以身黄、目黄、小便黄是三大主症,多由感受时邪,或饮食不节,湿热或寒湿内阻中焦,迫使胆汁不循常道所致。《黄帝内经素问》卷五·平人气象论篇第十八:"溺黄赤安卧者,黄疸。"

热结黄疸,即因热结于肝胆,湿热相搏,郁而发黄,胆热液泄,外渗肌肤,属阳黄之一种。症见发热口渴,身目呈橘黄色,小便黄如浓茶,食欲减退,恶心呕吐,大便秘结,腹胀胀痛,苔黄腻,脉弦数等。治宜清利肝胆湿热为主。方如茵陈蒿汤等。

久服轻身:茵陈治疗湿热黄疸,已有千年历史,退黄圣药。无论湿热黄疸,还是寒湿黄疸,均为要药,肝炎患者得以治疗,故能轻身。

益气耐老:为道家养生思想,茵陈嫩苗可充肌。肝胆疾患又得以治疗,故能益气耐老。

药物解读

《中华人民共和国药典》2015 年版一部收载:茵陈,为菊科植物滨蒿 *Artemisia scoparia* Waldst. et Kit. 或茵陈蒿 *Artemisia capillaries* Thunb. 的干燥地上部分。

【性味归经】性微寒,味苦、辛。归脾、胃、肝、胆经。

【功能主治】清利湿热,利胆退黄。用于治疗黄疸尿少,湿温暑湿,湿疮瘙痒。

【药材鉴别要点】

在中药材商品中习惯将 3～4 月采收去根幼苗称之为"绵茵陈",将秋季采收的地上部分称之为"茵陈蒿"。

绵茵陈　多卷曲成团状,灰白色或灰绿色,全体密被白色茸毛,绵软如绒。茎细小,长 1.5～2.5cm,直径 0.1～0.2cm,除去表面白色茸毛后可见明显纵纹;质脆,易折断。叶具柄;展平后叶片呈一至三回羽状分裂,叶片长 1～3cm,宽约 1cm;小裂片卵形或稍呈倒披针形、条形,先端尖锐。气清香,味微苦。

茵陈蒿　茎呈圆柱形,多分枝,长 30～100cm,直径 2～8mm;表面淡紫色或紫色,有纵条纹,被短柔毛;体轻,质脆,断面类白色。叶密集,或多脱落;下部叶二至三回羽状深裂,裂片条形或细条形,两面密被白色柔毛;茎生叶一至二回羽状全裂,基部抱茎,裂片细丝状;头状花序卵形,多数集成圆锥状,长 1.2～1.5mm,直径 1～1.2mm,有短梗;总苞片 3～4 层,卵形,苞片 3 裂;外层雌花 6～10 个,可多达 15 个,内层两性花 2～10 个。瘦果长圆形,黄棕色。气芳香,味微苦。

绵茵陈和茵陈蒿,均以质嫩,绵软如绒,色灰白或灰绿色,无杂草,香气浓郁者为优。

【饮片鉴别要点】

绵茵陈呈松散之团状,灰绿色至黄绿色,全体密被白色茸毛,质绵软如绒,气清色,味微苦。茵陈蒿呈类圆形片或块,茎、叶、花序、果实混杂,断面类白色,周边淡紫色至紫色,体轻,质脆,气芳香,味微苦。

【临床药师、临床医师注意事项】

茵陈最重要的功效是利胆退黄,其治疗黄疸,无论湿热黄疸,还是寒湿黄疸均为要药,广泛用于多种黄疸病的治疗。清代名医张锡纯称本品为"退黄之圣药,活肝之要药"。

茵陈苦泄下降,微寒清热,利湿退黄,乃治脾胃二家湿热之专药,善清利脾胃肝胆湿热,使之从小便出,故为治黄疸之要药。凡身目发黄,小便短赤之阳黄证,或脾胃寒湿郁滞,阳气不得宣运之阴黄均可配伍应用。

注意和青蒿的鉴别与应用　茵陈与青蒿,在历史上误认为是一种植物,如张锡纯在《医学衷中参西录》中言:"茵陈者,青蒿之嫩苗也。茵陈与

神农本草经
药物解读——从形味性效到临床（4）

143

青蒿,两者均气微芳香,均能清湿热,对于湿热黄疸、湿温、暑湿之证均可应用。然茵陈主入脾胃,利胆退黄,为治疗湿热黄疸的要药,也是治疗湿疮瘙痒常用药。而青蒿主入肝胆,善清退虚热,凉血除蒸,功专退虚热,解骨蒸劳热,又能泄暑温之火,为骨蒸劳热、疟疾寒热及暑温壮热所常用。"

医籍论选

茵陈蒿,气味苦、平,微寒,无毒。主风湿寒热邪气,热结黄疸。久服轻身、益气、耐老,面白悦,长年。白兔食之成仙。

《经》云:春三月,此为发陈,茵陈因旧苗而春生,盖因冬令水寒之气,而具阳春生发之机。主治风湿寒热邪气,得生阳之气,则外邪自散也。热结黄胆,得水寒之气,则内热自除也。

久服则生阳上升,故轻身益气耐老。因陈而生新,故面白悦,长年。

——清·张志聪《本草崇原》

茵陈气平微寒,味苦无毒。气味俱降,阴也。风为阳邪,湿为阴邪,风湿在太阳,阳邪发热,阴邪发寒也。其主之者,气寒清热、味苦燥湿也。心为君火,火郁太阴,则肺不能通调水道,下输膀胱,而热与湿结矣,太阴乃湿土之经,所以蒸土色于皮毛而成黄疸也。其主之者,苦平可以清心肺,微寒可以解湿热也。久服则燥胜,所以身轻。平寒清肺,肺主气,所以益气。心主血,味苦清心,清则血充华面,所以耐老,而面白可悦也。心为十二官之主,心安十二官皆安,所以长年也。

——清·叶天士《本草经解》

味苦,微寒,入足太阴脾、足太阳膀胱经。利水道而泻湿淫,消瘀热而退黄疸。

《伤寒》茵陈蒿汤,茵陈蒿六两,栀子十四枚,劈,大黄二两。治太阴病,身黄腹满,小便不利者。以己土湿陷,木郁热生,湿热传于膀胱,水窍不开,淫溢经络,郁蒸而发黄色者。茵陈利水而除湿,栀子、大黄,泻热而消瘀也。

《金匮》茵陈五苓散,茵陈蒿末十分,五苓散五分。治病黄疸,茵陈行经而泻湿,五苓利水而开癃也。茵陈通达经络,渗泄膀胱,性专去湿,故治发黄,并浴疮疥瘙痒之疾。

——清·黄元御《长沙药解》

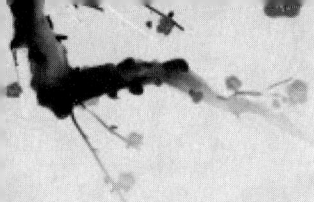

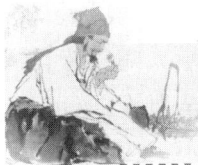

泽漆 Zeqi

【处方用名】泽漆——大戟科 Euphorbiaceae.

【经文】泽漆，味苦微寒。主皮肤热，大腹水气，四肢面目浮肿，丈夫阴气不足。生川泽。

本经要义

泽漆：《本经》所载泽漆未言明是什么药和其入药部位。

梁·陶弘景《名医别录》："泽漆，味辛、无毒。利大小肠，明目，轻身。一名漆茎，大戟苗也。生太山。三月三，七月七日采茎叶，阴干。"

祝按：陶氏已明确指出泽漆，又名大戟苗，全草入药。

《本草经集注》："泽漆，味苦、辛，微寒，无毒……是大戟苗，生时摘叶有白汁，故名泽漆，也能啮人肉。"

祝按："生时摘叶有白汁"，应是大戟科植物。

宋·苏颂《图经本草》："泽漆，大戟苗也。生泰山川泽。今冀州、鼎州、明州乃近道亦有之。生时摘叶有白汁出，亦能啮人，故以为名。然张仲景治肺壳上气，脉沉者，泽漆汤主之。"

祝按：所附药图"冀州泽漆"，为大戟科植物无疑。

上述植物形态描述与今之大戟特征相同，而与泽漆则不符。可见元明时期以前之泽漆与大戟有

泽漆，味苦微寒。主皮膚熱，大腹水氣，四肢面目浮腫，丈夫陰氣不足。生川澤。

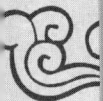

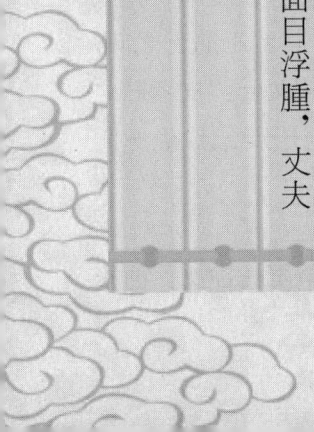

混淆现象。到明代，李时珍则纠正了上述文献的错误。

清·吴其濬《植物名实图考》所载之泽漆药图则与现今泽漆完全一致。

明·李时珍《本草纲目》："《别录》、陶氏皆言泽漆是大戟苗，《日华子》又言是大戟花，其苗可食。然大戟苗泄人，不可为菜……泽漆是猫儿眼睛草，一名绿叶绿花草，一名五凤草……春生苗一科分枝成丛，柔茎如马齿苋，绿叶如苜蓿叶，叶圆而黄绿，颇似猫眼，故名猫儿眼。茎头凡五叶中分，中抽小茎五枝，每枝开细花青绿色，复有小叶承之，齐整如一，故又名五凤草、绿叶绿花草。掐茎有白汁黏人，其根白色有硬骨……泽漆是猫儿眼睛草，非大戟苗也。今方家用治水蛊、脚气有效，尤与神农本文相合。"

祝按：李时珍对泽漆的详细植物形态描述，非常精确，即现今大戟科 Euphorbiaceae 大戟属 Euphorbia 植物泽漆 Euphorbia helioscoopia L. 的全草。

味苦微寒：《本经》言："泽漆，性微寒，味苦。"《中药炮制学辞典》载："泽漆，性微寒，味辛苦。有小毒。归肺、大肠、小肠经。"

皮肤热：即指人体体表十二皮部皮肤发热证。人体十二皮部，为经脉在体表皮肤之分布。《黄帝内经》云："皮有分布，脉有经纪，筋有结络……欲皮部以经脉纪者，诸经皆然。"王冰注："循经脉以行止所主，则皮部可知。"

经络学说认为，病邪由表（皮肤）及里的入侵和转变，会形成病证由内而外的反映，如发热、疼痛的部位及其放射方向，皮肤的异常色泽、发热程度、疹点和敏感点等，都与外在皮肤部位有关。十二皮部是十二经脉在体表一定皮肤部位的反映区。

《黄帝内经素问》卷十五·皮部论篇第五十六："是故百部之始生也，必先客于皮毛，邪中之则腠理开，开则入客于络脉，留而不去，传入于经，留而不去，传入于腑，廪于肠胃。邪之始入于皮毛，泝然起毫毛，开腠理。其入于络也，则络脉盛色变。其入客于经也，则感虚乃陷下。其留于筋骨之间，寒多则筋挛骨痛，热多则筋弛骨消，肉烁䐃破，毛直而败。"又云："皮者脉之部也，邪客于皮则腠理开，开则邪入客于络脉，络脉满则注于经脉，经脉满则入舍于脏腑，故皮者有分部，不与而生大病也。"

大腹水气：即大腹水胀病。

大腹，指整个胸腹部，指臌胀病之腹部胀满。"水"，中医病证名。即水肿病。《黄帝内经灵枢》卷九·水胀篇第五十七："黄帝问于岐伯曰：水与肤胀、鼓胀、肠覃、石瘕、石水，何以别之？岐伯曰：水始起也，目窠上微肿，如新卧起之状，其颈脉动，时咳，阴股间寒，足胫肿，腹乃大，其水已成矣。以手按其腹，随手而起，如裹水之状，此其候也。"（经文简释：黄帝问岐伯道：水胀、肤胀、鼓胀、肠覃、石瘕、石水、如何进行鉴别？岐伯回答曰：水胀发病之初，病人的下眼睑微肿，好像刚睡醒的样子，人迎脉搏动明显，经常咳嗽，大腿内侧寒冷，脚和小腿水肿，腹部也胀大，出现上述症状，说明水胀病已经形成。用手按压病人腹部，放开手时，被按压的凹陷随手而起，就好像按压盛水的袋子上一样，这就是水胀病的特征。）

水气，病证名，亦指水肿。《黄帝内经素问》卷九·评热病论篇第三十三："诸有水气者，微肿先见于目下也……水者阴也，目下亦阴也，腹者至阴之所居，故水在腹者，必先目下肿也。"《金匮要略》卷中·水气病脉证并治第十四："病有风水、有皮水、有正水、有石水、有黄水……"其论及水及水病，即指水胀病。

四肢面目浮肿：即指水胀病人晚期全身水肿。

丈夫阴气不足："丈夫"指男子。

"阴气"与阳气相对，泛指视物的两个相反相成的对立面之一。就功能与形态而言，阴气指形态；就脏腑功能而言，指五脏之气；就营卫之气而言，指营气；就运动的方向和性质而言，则行于内的、向下的、抑制的、减弱的、重浊的为阴。《黄帝内经素问》卷二·阴阳应象大论篇第五："年四十，而阴气自半也，起居衰矣。年五十，体重，耳目不聪明矣。年六十，阴痿，气火衰，九窍不利，下虚上实，涕泣俱出矣。"（经文简释：年龄到了四十岁，肾气已衰减了一半，起居动作也显得衰退了。年龄到了五十岁，就身体笨重，行动不灵活，耳不聪，目不明了。年龄到了六十岁，阴痿不用，阳气大衰，九窍的功能减退，下虚上实，眼泪鼻涕也会经常不知不觉地流出来。）

"阴气"，又指生殖器，即阴器。《黄帝内经灵枢》卷三·经脉第十："足厥阴气厥则筋绝，厥阴者肝脉也，肝者筋之合也，筋者聚于阴气，而脉络于舌本也，故脉弗荣则筋急，筋急则引舌与卵，故唇青舌卷卵缩则筋先死，庚笃卒死，金胜木也。"（经文简释：足厥阴肝经之经气竭绝，就会出现经脉挛缩拘急，不能活动的现象。因为足厥阴肝经，是络属于肝脏的经脉，且肝脏外合于筋，所以足厥阴肝经与筋的活动有差密切的联系。再则，各条经筋都会聚于生殖器部,而其脉又都络于舌根。所以倘若足厥阴肝经之经气不足以致不能荣养筋脉,就会使筋脉拘急挛缩。筋脉拘急挛缩就会导致舌体卷屈以及睾丸上缩。所以,如果出现唇色发青,舌体卷屈以及睾丸上缩等病象,那就表明筋脉已经先行败绝了。这种病证,逢庚日就会加重,逢辛日就会死亡。这都是因为庚、辛属金,肝属木,金能克木的缘故。）

药物解读

泽漆,在现今教科书和《药典》中未收载。《中药炮制学辞典》载:泽漆,系大戟科植物泽漆 Euphorbia helioscopia L. 的全草。性微寒,味辛、苦,有毒。归肺、大肠、小肠经。具有行水消肿,化痰止咳,解毒杀虫功能。用于治疗水肿满,痰饮咳喘,疟疾,痢疾,瘰疬,结核性瘘管,骨髓炎。

《中华本草》收载:泽漆 Euphorbia helioscopia L. 为大戟科植物泽漆的全草。

【药材鉴别要点】

药材全草长 20～35cm,茎光滑无毛,多分枝,黄绿色,基部呈紫红色,具纵纹,质脆。叶互生,叶无柄,倒卵形至匙形,长 1～2.5cm,宽 0.5～1.8cm,先端钝圆或微凹,基部广楔形或突然狭窄,边缘中部以上具锯齿。茎顶部具 5 片轮生叶状苞。多歧聚伞花序顶生,有伞梗,杯状花序钟形,黄绿色。种子卵形,表面有凸起网状。气特异,味淡,微酸。

【饮片鉴别要点】

饮片呈不规则的段,段长 5～10cm,茎、叶混合,茎圆柱形,黄绿色至紫红褐色,有明显的互生褐色条形叶痕,茎顶端具多数小花及蒴果。叶易脱落,暗褐色,皱缩破碎。环状花序钟形,黄绿色。气特异,味淡、微酸。

【拓展阅读——泽漆临床配伍与应用】

1. 用于水气肿满

泽漆行水消肿之力较强,临床上可单行,或配伍大枣仁为丸,使利水而不伤正。若肺脾失调,症见水肿盛满,喘息不安等,又可配伍人参、白术、桑白皮等,以利补脾泻肺。

2. 用于咳嗽痰多

泽漆能消痰止咳,泻肺降气。用以治疗痰饮内停,咳逆上气而脉沉者,可配伍半夏、白前、甘草等,如《金匮要略》泽漆汤。现代医学使用泽漆或其提取物，用于治疗慢性支气管炎。

3. 用于治瘿瘤、瘰疬、无名肿痛、结核性瘘管、疮癣等病证

泽漆具有良好的消痰散结、清热解毒、杀虫之功，可用本品熬膏外涂或稀释后浸纱布塞瘘管等。泽漆配伍蒲公英、牡丹皮等，内服外用治疗骨髓炎、腮腺炎等。

【临床药师、临床医师注意事项】

大戟与泽漆为同科同属不同种的两种药物，均为中医用药，大戟为《药典》收载品种，为有毒中药，药用干燥根。泽漆为全草入药，无毒。注意鉴别。

医籍论选

泽漆是猫儿眼睛草，非大戟苗也。今方家用治水蛊、香港脚有效，尤与《神农》本文相合，自汉人集《别录》，误以名大戟苗，故诸家袭之尔。

愚按：泽漆与大戟同类，而各种用者，须知之。

李时珍曰：泽漆利水功类大戟，人又见其茎有白汁，遂误以为大戟，大戟根苗皆有毒泄人，而泽漆根硬，不可用苗，亦无毒，可作菜食，而利丈夫阴气，甚不相侔也。

泽漆五枝五叶，白汁白根，禀金土之精，故能制化其水，盖金生水而土制水也。气味苦寒，故主治皮肤热，土能制水，故治大腹水气，四肢面目浮肿，金能生水，故治丈夫阴气不足。《金匮》有泽漆汤，治咳逆上气，咳而脉浮者，厚朴麻黄汤主之，咳而脉沉者，泽漆汤主之。

——清·张志聪《本草崇原》

泽漆。味苦，微寒，入足太阳膀胱经。专行水饮，善止咳嗽。

《金匮》泽漆汤（泽漆三升，半夏半升，白前五两，紫参五两，黄芩三两，人参三两，甘草三两，桂枝三两，生姜五两。上九味，㕮咀，内泽漆汁中煮，取五升，温服五合，至夜尽）治咳而脉沉者。火浮水沉，自然之性，其脉见沉，是有里水。水邪阻格，肺气不降，金受火刑，是以作咳。

人参、甘草，补中而培土，生姜、半夏，降逆而驱浊，紫参、白前，清金而破壅，桂枝、黄芩，疏木而泻火，泽漆行其水积也。

泽漆苦寒之性，长于泻水，故能治痰饮阻格之咳。

——清·黄元御《长沙药解》

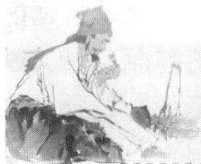

泽泻 Zexie

【处方用名】泽泻——泽泻科 Alismataceae.

【经文】泽泻，味甘寒。主风寒湿痹，乳难，消水，养五脏，益气力，肥健。久服耳目聪，不饥，延年轻身，面生光，能行水上。一名水泻，一名芒芋，一名鹄泻。生池泽。

本经要义

泽泻：梁·陶弘景《本草经集注》："泽泻，味甘、咸，无毒。主治风寒湿痹，乳难，消水，养五脏，益气力，肥健。补虚损五劳，除五藏痞满，起阴气，止洩精，消渴，淋漓，逐膀胱三焦停水。久服耳目聪明，不饥，延年，轻身，面生光，能行水上……五月、六月、八月采根，阴干。叶，味咸，无毒。主大风，乳汁不出，产难，强阴气。久服轻身。五月采。实，味甘，无毒。主风痹，消渴，益肾气，强阴，补不足，除邪湿。久服面生光，令人无子。九月采。"

宋·苏颂《图经本草》："泽泻，生汝南池泽。今山东、河陕、江淮亦有之，以汉中者为佳。春生苗，多在浅水中，叶似牛舌草，独茎而长，秋时开白花，从丛，似谷精草。五月、六月、八月采根，阴干。今人秋末采，暴干用。此物极易朽蠹，常须密藏之。汉中出者形大而长，尾间有两歧最佳。"

祝按：从以上文献可以肯定，古今所用泽泻品种完全一致。苏颂对泽泻产地、植物形态描述、采

澤瀉，味甘寒。主風寒濕痹，乳難，消水，養五藏，益氣力，肥健。久服耳目聰，不饑，延年輕身，面生光，能行水上。一名水瀉，一名芒芋，一名鵠瀉。生池澤。

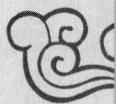

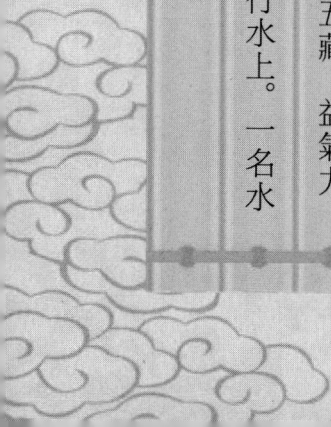

收时令、药物性质和贮藏要求等，即现今泽泻科 Alismataceae 植物泽泻 *Alisma orientalis*（Sam.）Juzep. 的地下块茎。

对泽泻的功用记载，古今有较大区别。泽泻在古代之临床疗效之精要部分没有传承下来，有较大缺失。

对泽泻的入药部位与功效，古今有较大差异。古代根、叶、果实分别入药，或共用入药，现今只用其地下块茎。

《神农本草经》所载泽泻功效，应包括其根、茎、叶、花、果实，即应是全株入药为是。在日本，则用泽泻地上部分入药。对于泽泻产地，对于泽泻的开发与利用提供了文献和理论依据。

风寒湿痹："风寒"，参阅独活"本经要义"之"风寒"条。可互参。"湿痹"，参阅青蘘"本经要义"之"风寒湿痹"条，可互参。

乳难：参阅蒺藜子"本经要义"之"乳难"条，可互参。

消水：消，一是指除去解。完全不存在之义。《说文·水部》："消，尽也。"《广雅·释诂四》："消，灭也"。《孟子·藤文公下》："险阻既远，鸟兽之害人者消，然后人得平土而居之。"二是指，中医古病名。即现今之消渴病，又作痟。《释名·释疾病》："消瘶，瘶，渴也。肾气不固于胸胃中，津润消渴，故欲得水也。"唐玄应《一切经音义》卷十四："消，古文痟同。"《正字通·水部》："消，又消渴病。俗作痟。"《史记·司马相如列传》："相如口气而善著书。常有消渴病。"《黄帝内经素问》卷二·阴阳别论篇第七："二阳结谓之消。"

祝按：阳明经（手阳明大肠，足阳明胃）的气血郁滞而不流畅，大肠与胃受病，就会形成消渴病。即指阳明热盛伤阴而消谷善饥，津液不荣肌肉之证，类似后世所谓"中消"。

水，中医学特指"肾"。《黄帝内经灵枢》卷五·热病篇第二十三："发者，血之余。若癫疾而毛发去。当索血于心，不得索之水。水者，肾也。取肾水之气以胜制其心火。"

消水，即指泽泻的利水功效。如著名方剂"五苓散""猪苓汤"等，均为利水方剂。"泽泻汤"则为治疗"心下支饮，其人苦冒眩"的要方，其治疗痰饮内停所致之头晕、耳鸣等。另解：使水归于膀胱。

养五脏：即补五脏。详见第一集人参"本经要义"之"补五脏"条；枸杞子"本经要义之"五内"条，可互参。

益气、肥健、耳目聪明、不饥、延年轻身：说明泽泻能通过其利湿作用以达到健脾之功，从而通过其祛邪之功而达到上述作用。宋永刚引明·龚居中《红炉点雪》中论六味地黄丸："古人补药，必兼泻邪，邪去补药得力，一辟一阖，此乃玄妙。后世不知此理，专一于补，所以久服必致偏胜之害，六味之设，何其神哉！经有亢则害，承乃制之论，正此谓也。"

面生光：与"面生䵟"相对而言。水饮内停，泛滥肌肤，加之痰饮、瘀血内停等，则面部发䵟，因泽泻能泻水，配以化痰、祛瘀等药，水去、利湿、化瘀则䵟愈，故令人"面生光"。

能行水上：此处不是指利水作用，而是指人行走如飞，身轻如燕，如同在水上行走。故言能行水上。苏颂云："单服泽泻一物，捣筛，取末，水调，日分服两，百日体轻，久而健行。"

药物解读

《中华人民共和国药典》2015 年版一部收载：泽泻为泽泻科植物 *Alisma orientale*（Sam.）Juzep. 的干燥块茎。

【性味归经】性寒，味甘、淡，归肾、膀胱经。

【功能主治】利水渗湿，泄热，化浊降脂。用于治疗小便不利，水肿胀满，泄泻尿少，痰饮眩晕，热淋涩痛，高脂血症。

【药材鉴别要点】

药材呈类球形或卵圆形，长 2～7cm，直径 2～6cm。表面黄白色或淡黄棕色，有不规则的横向环状浅沟纹或称"岗纹"及多数细小突起的须根痕，底部可见瘤状芽痕。质坚实，断面黄白色，有多数细孔。气微，味微苦。

【饮片鉴别要点】

饮片呈圆形至椭圆形厚片（厚约 4mm）。外表皮淡黄色至淡黄棕色，可见细小突起的须根痕。饮片切面黄白色至淡黄色，粉性，有多数细孔。气微，味微苦。

【知识点——中药鉴定专用术语】

岗纹　特指泽泻块茎表面不规则的横向浅沟纹或隆起的环纹，由节和细小突起的须根痕形成。

医籍论选

泽泻……气味甘寒，能启水阴之气上滋中土。主治风寒湿痹者，启在下之水津，从中土而灌溉于肌腠皮肤也。乳者，中焦之汁，水津滋于中土，故治乳难。五脏受水谷之精，泽泻泻泽于中土，故养五脏。肾者作强之官，水精上资，故益气力。从中土而灌溉于肌腠，故肥健。水气上而后下，故消水。久服耳目聪明者，水济其火也。不饥延年者，水滋其土也。轻身面生光者，水泽外注也。能行水上者，言此耳目聪明，不饥延年，轻身，面生光，以其能行在下之水，而使之上也。

——清·张志聪《本草崇原》

泽泻气寒，水之气也。味甘无毒，土之味也。生于水而上升，能启水阴之气上滋中土也。其主风寒湿痹者，三气以湿为主，此能启水气上行而复下，其痹即从水气而化矣。其主乳难者，能滋水精于中土而为汁也。其主'养五脏，益气力，肥健'等句，以五脏主藏阴，而脾为五脏之原，一得水精之气能灌溉四旁，俾五脏循环而受益，不特肥健、消水、不饥，见本脏之功。而肺得水精之气而气益，心得水精之气而力益，肝得水精之气而目明，肾得水精之气而耳聪，且形得水精之气而全体轻，色得水精之气而面生光辉，一生得水精之气而延年。所以然者，久服之功。能行在下之水而使之上也，此物形圆，一茎直上，无下行之性，故其功效如此。今人以盐水拌炒，则反掣其肘矣。

——清·陈修园《神农本草经读》

泽泻气寒，禀天冬寒之水气，入足太阳寒水膀胱经。味甘无毒，得地中正之土味，入足太阴脾经。气降味和，阴也。其主风寒湿痹者，风寒湿三者合而成痹，痹则血闭而肌肉麻木也。泽泻味甘益脾，脾湿去，则血行而肌肉活，痹证瘳矣。其主乳难者，脾统血，血不化，乳所以难也。味甘益脾，脾湿行则血运而乳通也。其主养五脏益气力肥健者，盖五脏藏阴者也，而脾为之原，脾主肌肉而性恶湿。泽泻泻湿，湿去则脾健，脾乃后天之本，所以肌肉长而气力益。阴血充而五脏得所养也，其消水者，入膀胱气寒下泄也。

久服耳目聪明，不饥，延年轻身者，肾与膀胱为表里，膀胱水道通则肾之精道固，精足则气充，肾开窍于耳，所以耳聪；水之精为目瞳子，所以明目。肾者胃之关，关门固所以不饥；肾气纳，所以延年轻身也。其言面生光能行水上者，脾为湿土，湿则重，燥则轻，轻则能行水上，脾统血，血充则面有光彩也，盖表其利水有固肾之功，燥湿有健脾之效也。

——清·叶天士《本草经解》

泽泻，味咸，微寒，入足少阴肾、足太阳膀胱经。燥土泻湿，利水通淋，除饮家之眩冒，疗湿病之燥渴，气鼓水胀皆灵，膈噎反胃俱效。

《金匮》泽泻汤，泽泻五两，白术二两。

治心下有支饮，其人苦冒眩者。以饮在心下，阻隔阳气下降之路。阳不根阴，升浮旋转，故神气昏冒而眩晕。此缘土湿不能制水，故支饮上泛。泽泻泻其水，白术燥其土也。

泽泻咸寒渗利，走水府而开闭癃，较之二苓淡渗，更为迅速。五苓、八味、茯苓、泽泻、当归、芍药诸方皆用之，取其下达之速，善决水窦①（注），以泻土湿也。

——清·黄元御《长沙药解》

泽泻乃通利脾胃之药，以其淡渗能利土中之水，水去则土燥而气充，脾恶湿故也。但气湿必自膀胱而出，泽泻能下达膀胱，故又为膀胱之药。

——清·徐大椿《神农本草经百种录》

---

① 窦："竇"的简体字。①表孔穴。《说文·穴部》："竇，空也。"段玉裁注："空、孔，古今语，凡孔皆谓之竇。"②表水沟，水道口。五代·徐锴《说文解字系传·穴部》："竇，水沟口也。"③表溃决，串通。《国语·周语下》："不防川，则竇泽。"韦昭注："竇，决也。"《新唐书·循史传·韦丹》："筑堤杆江，长十二里，窦以疏涨。"

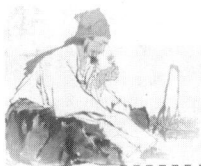

枳实 Zhishi

【处方用名】枳实——芸香科 Rutaceae.

【经文】枳实,味苦寒。主大风在皮肤中,如麻豆痒,除寒热结,止利,长肌肉,利五脏,益气轻身。生川泽。

本经要义

枳实:"枳"又称谓"枸橘"。灌木至小乔木,所结果实较小,味酸、苦。极小食用,可入药。未成熟幼果称谓"枳实",成熟或近成熟果实者称谓"枳壳"。《说文·木部》:"枳木似橘"。徐锴繋传:"即药家枳壳。"

"实"指果实。枳实即枳所结之果实。《本经》与《伤寒杂病论》所载之"枳实"(枳之成熟果实),并非现今所用之"枳实"(枳之幼果)。

> **《神农本草经》与《伤寒论》所载枳实非现今所用之枳实**
>
> 《黄帝内经素问》卷三·五脏生成篇中有一句话:"黄如枳实者死。"就是说人的皮肤出现蜡黄,像枳实颜色一样,是一个危重征兆,说明古代所用的枳实是黄色的,是成熟的枳壳,且要在9-10月深秋季节采收。

枳實,味苦寒。主大風在皮膚中,如麻豆癢,除寒熱結,止利,長肌肉,利五藏,益氣輕身。生川澤。

清·张志聪言："实者乃果实之通称，言实壳亦在其中矣。"

魏·吴普《吴普本草》："枳实，神农：苦。雷公：酸，无毒。李氏：大寒。九月、十月采，阴干。"最早集解《本经》者，吴普也。梁·陶弘景《名医别录》："枳实，味酸，微寒，无毒。主除胸胁淡癖，逐停水，破结实，消胀满，心下急，痞痛，逆气，胁风痛，安胃气，止溏泄，明目。生河内。九月，十月采，阴干。"

祝按：枳3-4月开花结果，4-5月风吹落地或采摘幼果为枳实，11月果实成熟。九月十月采者为近成熟果实。

梁·陶弘景参阅《名医别录》及其之前重要本草学著作，魏晋时期《吴普本草》，编撰之《本草经集注》中云："枳实……九月、十月采，阴干。今处处有，采破令干。用之除中核，微火令香，亦如橘皮，以陈者为良。"

祝按：此上之说显然是指其成熟果实枳壳而言。因，一是九月、十月只能是成熟果实。二是，只有成熟果实才有核；三是，枳壳为中药"六陈"[①]之一。

宋·苏颂《图经本草》枳实条："枳实，生河内川泽。枳壳，生商州川谷……春生白花，至秋成实。九月十月采，阴干。旧说七月八月采者为实，九月十月采者为壳，今医家多以皮厚而小者为枳实，完大者为壳，皆以翻肚如盆口、唇状，须陈久者为胜。"

祝按："春生白花，至秋成实。九月十月采，阴干"，即指其成熟果实，枳壳而言。

北宋时代著名科学家、政治家、思想家，蔑视儒家"读不破经"的禁规，指出《本经》中不正确的地方，在其《梦溪笔谈》中云："六朝[②]以前医方，唯有枳实，无枳壳，故《本草》[③]也只有枳实。后人用枳之小嫩者为枳实，大者为枳壳，主疗各有所宜，遂别出枳壳一条，以附枳实之后[④]。"

---

① 六陈：茵陈、半夏、陈皮、枳壳、大黄、甘遂。
② 六朝：指我国唐代以前在建业（今南京）建都之吴、东晋、宋、齐、梁、陈六个朝代。
③ 《本草》：指《神农本草经》。
④ 遂别出枳壳一条，以附枳实之后：现代教科书亦是如此，将枳壳列附于枳实之后。

然两条主疗,亦相出入。古人言枳实者,便是枳壳。《本草》中枳实主疗,便是枳壳主疗。后人既别出枳壳条,便合于枳实条内摘出枳壳主疗,别为一条;旧条内只合留枳实主疗。后人以《神农本经》不敢摘破①,不免两条相犯,互有出入。予按《神农本经》枳实内称:主大风②,在皮肤中,如麻豆③苦痒。除寒热结④,止痢,长肌肉,利五脏,益气轻身,安胃气⑤,止溏泄,明目",尽是枳壳之功,皆当摘入枳壳条。后束别见主疗,如通利关节,劳气⑥、咳嗽、背膊闷倦、散瘤结、胸胁痰滞、逐水⑦、消胀满、大肠风⑧、止痛之类,皆附益之,只为枳壳条。旧枳实条内称:除胸胁、痰癖、逐停水、破结实⑨,心下急⑩、痞痛⑪逆气,皆是枳实之功,宜存于本条,别有主疗亦附益之可也。如此,二条始分,各见所主,不至甚相乱。"

据此,可以肯定《神农本草经》《伤寒杂病论》中"枳实",应为"枳壳"。

枳实一药,单独用于临床,应始于唐宋时期,唐·甄权《药性论》:"枳实,味苦、辛。解伤寒结胸,入陷胸汤用。主上气喘咳,肾内伤冷。阴痿而有气,加而用之。""枳壳,味苦、辛。治遍身风疹,肌中如麻豆恶痒,主肠风痔疾,心腹结气,梁胁胀虚,关膈壅塞。"

味苦寒:《本经》言:枳实(枳壳),性寒,味苦。

统编教材《临床中药学》载:枳壳,性微寒,味苦、辛、酸。归脾、胃经。

---

① 摘破:指出文章的错误,或作新的解读。
② 大风:指《黄帝内经素问》卷十二·风论篇四十二中之"疠风"。又名癞病、大风恶疾、大麻风、麻风病等。
③ 麻豆:指古代麻疹、天花。麻:麻疹;豆:天花。
④ 寒热结:指体内因寒、热所致之郁结。
⑤ 胃气:系指胃肠功能。
⑥ 劳气:指因过劳所伤而患之气积病变,属中医古病名。
⑦ 逐水:指消水肿,消除积水。
⑧ 肠风:指风入大肠而致之便血,又称谓肠风下血。
⑨ 结实:指人体内郁结,包块等。
⑩ 心下急:指心悸证。
⑪ 痞痛:指腹腔内癥块。

枳实：性微寒，味辛、苦。归脾、胃、大肠经。

《中华人民共和国药典》一部载：枳实，性微寒，味苦、辛、酸。归脾、胃经。枳壳，性微寒，味苦、辛、酸。归脾、胃经。

大风：即"疠风"。《黄帝内经素问》卷十二·风论篇第四十二："黄帝问曰：风之伤人也，或为寒热，或为热中，或为寒中，或为疠风，或为偏枯……疠者，有荣气热胕，其气不清，故使其鼻柱坏而色败，皮肤疡溃，风寒客于脉而不去，名曰疠风，或名曰寒热。"

"疠风"，又名癞病，大风恶疾，麻风等。多因体虚感受暴疠风毒，或接触传染，内浸血脉而成。初起患处麻木不仁，次成红斑，继则肿溃无脓，久之可蔓延全身肌肤，出现眉毛脱落、目损、鼻崩、唇裂（人面呈狮面状），足底穿漏等重症，即麻风病。本病为慢性传染性皮肤病，必须隔离治疗。

麻豆：有两解。

一是，指皮肤瘙痒的范围，有的小如丘疹如芝麻，大者如红豆。"麻"指"芝麻"，"豆"指"红豆"。

二是，如前注释，指古代"麻疹""天花"。麻：麻疹。豆：天花。

除寒热结：指寒邪、热邪郁结，或指寒邪、热邪与痰饮、瘀血等有形之邪相搏而结，形成的一类病证。枳壳具有行气、化痰作用，故可"除寒热结"。

止利："利"通"痢"。又"利"为通利、利水、腹泻之意。枳实无止泻之功，但临床上用于治疗痢疾之里急后重，阳明腑实之热结旁流等，以泄泻为主要临床表现的病证。"旁流"，即"下利"之意。《伤寒论》卷六·辨少阴病脉证并治法第十一："少阴病，自利消水，色纯青，心下必痛，口干燥者，急下之，宜大承气汤。"

长肌肉：脾主肌肉。脾旺则气血化生，脾旺则肌肉健壮。枳实常在补中益气汤中加之（行气也），其身体之能更加显著，中气下陷（如胃下垂得以控制），即《本经》利五脏，益气轻身之言。

利五脏：详见胡麻"本经要义"之"补五内"解，可互参。

药物解读

《中华人民共和国药典》2015年版一部收载：枳实，为芸香科植物酸橙 *Citrus aurantium* L. 及其栽培变种黄皮酸橙 *Citrus aurantium* 'Huang pi'，代代花 *Citrus aurantium* 'Daidai'，朱栾 *Citrus anrantium* 'Chuluan'，塘橙 *Citrus* aurantium'Tangcheng'或甜橙 *Citrus sinensis* Osbeck. 的干燥幼果。

【性味归经】性微寒,味苦、辛、酸,归脾、胃经。

【功能主治】破气消积,化痰散痞。用于治疗积滞内停,痞满胀痛,泻痢后重,大便不通,痰滞气阻,胸痹,结胸,脏器下垂。

【药材鉴别要点】

药材呈半球形,小数为球形,俗称"鹅眼枳实",直径0.5～2.5cm,外果皮黑绿色至棕褐色,具颗粒状突起和皱纹,有明显的花柱残迹或果梗痕,切面中果皮略隆起,厚0.3～1.2cm,黄白色至黄棕色,边缘有1～2列油室,瓤囊棕褐色。质坚硬。气清香,味苦,微酸。

【饮片鉴别要点】

饮片呈不规则弧状条形或圆形薄片。切面外果皮黑绿色至暗棕绿色,中果皮部分黄白色至黄棕色,近外缘有1～2列点状油室,条片内侧或圆片中央具棕褐色瓤囊。气清香,味苦,微酸。

【拓展阅读——中药饮片鉴别专用术语】

鹅眼枳实　特指枳实呈圆球形而个小者,外形如鹅的眼睛而故名。其最小者,四川品种又称"枪子枳实",形如火枪子而故名。

【临床药师、临床医生注意事项】

《梦溪笔谈》指出:"六朝以前医方,唯有枳实,无枳壳,故《本草》也只有枳实……后人用枳之小嫩者为枳实,大者为枳壳。"根据《吴普本草》《名医别录》"九月、十月采"及《伤寒杂病论》使用枳实诸方及各药之用量比例,可以肯定:仲景诸方中之"枳实",应为现今之"枳壳"。

关于枳实、枳壳临床用药区别点　清·汪昂在《本草备要》中云:"枳实、枳壳。苦、酸,微寒。其功皆能破气。气行则痰行喘止,痞胀消,脾无积血,心下不痞;浊气在上,则生䐜胀[1]。"

东垣曰:"枳实治下而主心,枳壳治上而主气。痛刺息,后重除。治胸痹结胸,食积五膈,痰癖癥结,呕逆咳嗽,水肿胁胀,肝郁。泻痢淋闭,痔肿肠风。除风去痹,辛散风。开胃健脾。所主略同,但枳实利胸膈,枳壳宽肠

---

[1]　䐜胀:chen,胀起,胀大。《说文·肉部》:"䐜,起也。"《广韵·真韵》:"䐜,肉胀起也。"《黄帝内经素问》卷二·阴阳应象大论篇第五:"清气在下,则生飧泄;浊气在上,则生䐜胀。"(如果人体中脾脏的阳气下陷而不升,就会产生完谷不化的腹泻病。若胃中的浊阴之气堵塞在上而下降,就会产生胃脘胀满之类疾病。)

胃;枳实力猛,大、小承气汤皆用之。"丹溪曰:"枳实泻痰,能冲墙倒壁,枳壳力缓为少异。孕妇及气虚人忌用……皮厚而小为枳实,壳薄虚大为枳壳。陈者良。麸炒用。"时珍曰:"壳、实上世未分,魏晋始分用。洁古、东垣,始分壳治上、实治下。海藏始分壳主气、实主血。然仲景治上焦胸痹、痞满用枳实,诸方治下血、痢、痔、肠秘后重用枳壳,则实不独治下,而壳不独治高也。盖自飞门①至魄门②,皆肺主之,三焦相通,一气而已。"

枳实、枳壳生用破气易伤正。故一般处方未注明生用者,应调配清炒或麸炒炮制品。炒制后由微寒变温,缓其烈性,并去其酸苦而减少对肠胃刺激,对老年和体弱患者尤宜。炒焦后称焦枳壳、焦枳实,其寒性不存,善入血分,长于止血宽中,适宜气滞而见出血之证。

医籍论选

枳实气寒,禀天冬寒之水气,入手太阳寒水膀胱经、手太阳寒水小肠经;味苦无毒,得地南方之火味,入手少阳相火三焦。气味俱降,阴也。

太阳主表,经行身表,为外藩者也,大风在皮肤中如麻豆苦痒者,皮毛患大麻风也,其主之者,枳实入太阳,苦寒清湿热也,小肠为寒水之经,丙火之腑,寒热结者,寒热之邪结于小肠也,其主之者,苦以泄结也,小肠为受盛之腑,化物出焉,受物不化,则滞而成痢,枳实苦寒下泄,所以止痢,太阴脾主肌肉,乃湿土之脏也,土湿则脾困,而肌肉不生,枳实入小肠膀胱,苦寒湿热,所以脾土燥而肌肉长也,三焦人身一大腔子也,苦寒清三焦之相火,火息则阴足,而五脏皆安也。益气者,枳实泄滞气,而正气受益也。轻身者,邪去积消,则正气流通而身轻也。

——清·叶天士《本草经解》

枳实气味苦寒,冬不落叶,禀少阴标本之气化,臭香形圆,花白多刺,穰肉黄白。又得阳明金土之气化,主治大风在皮肤中。如麻豆苦痒者,得阳明金气而制风,禀少阴水气而清热也。除寒热结者,禀少阴本热之气而除寒,标阴之气而除热也。止痢,长肌肉者,得阳明中土之气也。五脏发原于先天之少阴,生长于后天之阳明,故主利五脏,得少阴之阴,故益气,得阳明

---

① 飞门:即"口"。
② 魄门:即"肛门"。

之气,故轻身。

——清·张志聪《本草崇原》

枳实,味苦、酸、辛,性寒,入足阳明胃经。泻痞满而去湿,消陈腐而还清。枳实酸苦迅利,破结开瘀,泻痞消满,除停痰流饮,化宿谷坚癥。涤荡郁陈,功力峻猛,一切腐败壅阻之物,非此不消。

——清·黄元御《长沙药解》

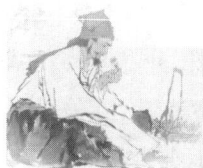

竹叶 Zhuye

【处方用名】竹叶——禾本科 Gramineae.

【经文】竹叶,味苦平。主咳逆上气,溢筋急,恶疮,杀小虫。根,作汤。益气止咳,补虚下气。汁,主风痓。实,通神明,轻身益气。

本经要义

竹叶:《名医别录》:"竹叶,芹竹①叶,大寒,无毒。主除烦热,风痓,喉痹,呕逆。根,消毒。生益州。淡竹叶,味辛、平,大寒。主治胸中淡热,咳逆上气。其沥,大寒,治暴中风,风痹,胸中大热,止烦闷。其皮茹,微寒,主治呕哕,温气寒热,吐血,崩中,溢筋。苦竹叶及沥,治口疮,目痛明目,通利九窍。竹笋,味甘,无毒。主消渴,利水道,益气,可久食。干笋,烧服,治五痔血。"

祝按:陶氏提出芹竹叶、淡竹叶、苦竹叶。其性能功效相近似。其中要注意的是:淡竹叶,非现今之淡竹叶 Lophatherum gracile Brengn.（禾本科淡竹叶属本草植物）。陶氏所言"淡竹叶"是禾本科毛竹属乔木状植物淡竹 Phyllostachys nigra（Lodd.）Munro. var heninis（Mitf.）Stapf. ex Rendle. 的叶。因陶氏所言之淡竹,已明确指出:其皮茹（即现今竹

---

① 芹竹,即箭竹之一种,系禾本科植物刚竹 Phyllostachys bambusoides Sieb. et Zucc. 及其变种。

湯。益氣止咳,補虛下氣。汁,主風痓。實,通神明,輕身益氣。

竹葉,味苦平。主咳逆上氣,溢筋急,惡瘍,殺小蟲。根,作

茹），其沥（即现今竹沥）。因只有毛竹属 Phyllostachys. 类的茎才能制取竹茹和竹沥。现今临床所用淡竹叶，始于明代《本草纲目》。亦就是说：明代以前之本草和医药文献汤方中之淡竹叶，系指淡竹 Phyllostachys nigra (Lodd.) Munro. var heninis(Mitf.) Stapf. ex Rendle. 的叶，非现今淡竹叶 Lophatherum gracile Brengn. 的全草。前者入药是叶。后者入药为全草。正如明代王象晋《群芳谱》在其竹谱中云："竹，植物也。非草非木，耐湿耐寒，贯四时而不改柯易叶，其操与松柏等。"

《本草经集注》："竹类甚多，此前一条是篁竹，次用淡苦尔，又一种薄壳者，名甘竹叶，最胜，又有实中竹、笙竹，又有篁竹，并以笋为佳，于药无用。凡取竹沥，惟用淡竹耳。"

《图经本草》："竹，淡竹、苦竹，《本经》并不载所出州土，今处处有之。竹之类甚多，而入药者，惟此三种，人多不能尽别。谨按《竹谱》：篁字音斤，其竹坚而促节，体圆而质劲，皮白如霜，大者宜刺船，细者可为笛。苦竹有白有紫。甘竹似篁而茂，即淡竹也。然今之刺船者，多用桂竹。作笛别有一种，亦不名篁竹。苦竹亦有二种：一种出江西及闽中，本极粗大，笋味殊苦，不可啖；一种出江浙，近地亦时有，肉厚而叶阔，笋微有苦味，俗呼甜苦笋，食品所最贵者，亦不闻入药用。淡竹肉薄，节间有粉，南人以烧竹沥者，医家只用此一品，与《竹谱》所说大同而小异也。竹实，今不复用，亦稀有之。"

李时珍在其《本草纲目》木部第三十七卷·木之五·竹项："淡竹叶，气味苦平，无毒。主治咳逆上气，溢筋，急恶疡，杀小虫……"此处指淡竹叶的叶，而在草部第十六卷另立淡竹叶，"竹叶象形"。李时珍言："淡竹叶，处处原野有之。春生苗，高数寸，细茎绿叶，俨如竹米落地所生细竹之茎叶。其根一窠数十须，须上结子，与麦门冬一样，但坚硬尔，随时采之。八九月抽茎，结小长穗。俚人采其根苗，捣汁和米作酒曲，甚芳烈。气味甘、寒，无毒。主治：叶，去烦热，利小便，清心。根，能堕胎，催生。"

综上所述：《神农本草经》所载竹叶，应是禾本科植物淡竹 *Phyllostachys nigra* (Lodd.) Munro. var heninis(Mitf.) Stapf. ex Rendle. 的叶，简称竹叶。又名：水竹叶、甘竹叶。《本草纲目》另立条所载之淡竹叶，系禾本科植物淡竹叶 *Lophatherum gracile Brongn.* 的全草。

咳逆上气：见当归"本经要义"之"咳逆上气"，可互参。

溢筋急："溢"，应作治（疗）解。"筋"，即肌腱，附于骨节的筋，包于肌腱外的筋膜。筋性坚韧刚劲，对骨节肌肉等运动器官有约束和保护之功能。

《黄帝内经灵枢》卷三·经脉篇第十："骨为干，脉为营，筋为刚，肉为墙。"筋和筋膜的功能是由肝所主，并由肝血所濡养。

《黄帝内经素问》卷十二·痿论篇第四十四："肺主身之皮毛，心主身之血脉，肝主身之筋膜，脾主身之肌肉，肾主身之骨髓。"肝之精气盛衰与筋力的强弱有密切关系。肝气足则筋劲强，关节屈伸有力而灵活。

"筋急"，指筋脉拘急不柔，屈伸不便，多因体虚受风寒及血虚津耗，筋脉失养所致。《黄帝内经素问》卷三·五脏生成篇第十："多食辛，则筋急而爪枯。"筋急可见于破伤风、痉病、痹、惊风等病。

恶疡：见牙子"本经要义"之"恶疡"，可互参。

杀小虫：指人体寄生虫或致病微生物，如蛲虫之类。《诸病源候论》卷十八·蛲虫候："蛲虫犹是九虫内之虫也，形甚小。"

药物解读

《中华人民共和国药典》2015 年版一部收载：淡竹叶，为禾本科植物淡竹叶 *Lophatherum gracile* Brongn. 的干燥茎叶，未收载竹叶。

《临床中药学》：竹叶，为禾本科植物淡竹 *Phyllostachys nigra*（Lodd.）Munro. var heninis（Mitf.）Stapf. ex Rendle. 的叶。

【性味归经】性寒，味苦、甘、淡，归心、肺、胃经。

【功能主治】清热生津，清心除烦，利尿。用于治疗温热病气分热证，表热证烦渴；心火亢盛证，心热下移小肠之热淋等。

【临床药师、临床医师注意事项】

传统医学医家认为：竹叶长于入心经而清心火；淡竹叶长于入膀胱经，清下焦热而利尿。

竹叶始载于《神农本草经》，淡竹叶始载于《本草纲目》，即明代以前本草文献和方剂中的淡竹叶是灌木（苞木类）淡竹的叶，非现今之淡竹叶。另，明清时期所称的竹叶、竹叶卷心、竹心等亦非淡竹叶，应是苦竹 *Pleioblastus anarua*（Keng）Keng. f. 的嫩叶。

医籍论选

篁竹叶……《本经》用篁竹,后人兼用淡竹,苦竹。一种薄壳者,名甘竹,亦佳。……竹叶凌冬不落,四季常青。凌冬不落者,禀太阳标阳之气也。太阳标阳本寒,故气味苦寒。四季常青者,禀厥阴风木之气也,木主春生,上行外达,故主治咳逆上气。溢筋急者,肝主筋,竹叶禀风木之精,能滋肝脏之虚急也。消恶疡者,恶疡主热,竹叶禀水寒之气,能清心脏之火热也。虫为阴类,竹叶得太阳之标阳,而小虫自杀矣。

——清·张志聪《本草崇原》

竹叶,气大寒,味甘平,无毒。主胸中痰热,咳逆上气。淡竹叶气大寒,禀天冬寒之水气,入足少阴肾经。味甘平无毒,得地中央燥土之味,入足阳明燥金胃土。气味俱降,阴也。足少阴之脉,其支者注胸,少阴肾,主五液,水泛成痰,痰滞胸中则热。其主之者,寒可清也。阳明胃气本下行,气逆而上,则熏肺而咳。竹叶寒可清胃,甘平可以下气也。

——清·叶天士《本草经解》

竹叶,味甘,微寒,入手太阴肺经。清肺除烦,凉金泻热。竹叶甘寒凉金,降逆除烦,泻热清上之佳品也。其诸主治,降气逆,止头痛,除吐血,疗发黄,润消渴,清热痰,漱齿衄,洗脱肛。

——清·黄元御《长沙药解》

竹叶,为禾本科植物淡竹 Phyllostachys nigra (Lodd.)Munro. var heninis(Mitf.)Stapf. ex Rendle. 的叶。性寒,味苦、甘、淡。归心、小肠、肺、胃经。清热生津,清心除烦,利尿。

——张廷模《临床中药学》

按:竹叶长于清心,淡竹叶长于利尿。明清以前文献所称之竹叶或淡竹叶即为本品,明清以后至今之淡竹叶非本品。

淡竹叶 Danzhuye

【处方用名】淡竹叶——禾本科 Gramineae.

淡竹叶一药《神农本草经》不载。淡竹叶一名始见于《名医别录》:"淡竹叶,味辛、平。大寒。主治胸中淡热,咳逆上气。其沥,大寒;治暴中风,风痹,胸中大热,止烦闷。其皮茹,微寒,主治呕啘,温气寒热,吐血,崩中,溢筋。"从前后文字推断,系指禾本科毛竹属乔木植物淡竹 *Phyllostachys*

神农本草经 药物解读——从形味性效到临床(4)

165

nigra（Lodd.）Munro. var henonis（Mitf.）Stapf. ex Rendle. 的叶。即《本经》所载之竹叶。因只有淡竹茎才能加工制取竹沥和竹茹。不是现今使用的禾本科淡竹叶属草本植物淡竹叶 *Lophatherum gracile* Brongn. 的全草。

淡竹叶与竹叶的药用历史和处方用名意义，请详见竹叶"本经要义"之"竹叶"项，可互参。

淡竹叶一药，始载于《本草纲目》："淡竹叶……处处原野有之，春生苗，高数寸，细茎绿叶，俨如竹米①落地所生细竹之茎叶。其根一窠数十须，须上结子，与麦门冬一样，但坚硬尔，随时采之。八九月抽茎，结小长穗。俚人采其根苗，捣汁和米作酒曲，甚芳烈。"

李时珍所言"淡竹叶"即现今临床上所用草本植物淡竹叶全草。

药物解读

《中华人民共和国药典》2015 年版一部收载：淡竹叶，为禾本科植物淡竹叶 *Lophatherum gracile* Brongn. 的干燥茎叶。

【性味归经】性寒，味甘、淡，归心、胃、小肠经。

【功能主治】清热泻火，除烦止渴，利尿通淋。用于治疗热病烦渴，小便短赤涩痛，口舌生疮。

【药材鉴别要点】

药材草本，长 25～75cm，茎呈圆柱形，有节，表面淡黄绿色，断面中空。叶鞘开裂。叶片披针形，有的皱缩卷曲，长 5～20cm，宽 1～3.5cm，表面浅绿色至黄绿色。叶脉平行，具横行小脉，形成长方形的网格状，叶背面尤为明显。体轻，质柔软。气微，味淡。

【饮片鉴别要点】

饮片呈不规则的短段，茎短段呈圆柱形，中空。表面浅黄绿色。叶片常皱缩或卷曲，表面浅绿色或黄绿色，叶脉平行，具横行小脉，形成长方形的网格状。体轻，质柔韧。气微，味淡。

【拓展阅读——淡竹叶与竹叶之混用】

竹叶一药，明清以前，古代所用淡竹叶、竹叶均是指禾本科植物淡竹的

---

① 竹米：禾本科木本植物竹开花结籽，其成熟果实，即种子称之竹米，落地发芽长出新竹。

叶,但到清代,淡竹叶与竹叶还有混用现象,要注意处方分析和药用考定。如清代医家叶天士在《本草经解》竹部详细记载了木本植物竹叶的性味功用,并制方:"竹叶同陈皮,治上气发热。同石膏、知母、甘草、麦冬、名竹叶石膏汤,治壮热口渴。"在考证篇:竹叶项详述淡竹叶的真伪品种和临床性效之区别点。

叶天士:"竹类极繁,本草陶苏二家云:入药亦箽竹、淡竹,又谓甘竹似箽而茂,即淡竹叶。六地多竹,此所指似俗呼水黄连者,余庭前旧植数十年,邻近每采用。今医家好言淡竹叶,伦父①谬以鸭跖草②当之。《本草》草部另载淡竹叶云:苗高数寸,似竹米落地所生,甘寒无毒,叶去烦热,利小便清心……"并告诫行医者:淡竹叶为高大竹类之竹叶,另一类或其他则为草本,性味功用有别。

---

① 伦父:南北朝时期南方人饥骂北方人的话。鄙贱之夫。

② 鸭跖草:鸭跖草科竹叶菜,传治小儿高热。

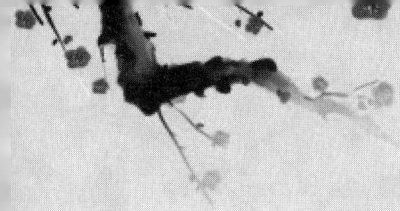

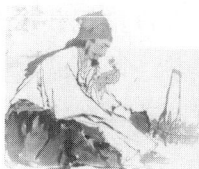

紫草 Zicao

【处方用名】紫草——紫草科 Boraginaceae.

【经　文】紫草，味苦寒。主心腹邪气，五疸，补中益气，利九窍，通水道。一名紫丹，一名紫芙，一名地血。生山谷。

本经要义

紫草:《山海经》·西山经·劳山:"(阴山往)北五十里,曰劳山,多茈[①]草。"

《吴普本草》:"紫草,一名地血。节赤,二月华。"

《名医别录》:"紫草,无毒。主治腹中,胀满痛,以合膏,治小儿疮及面皱。生砀山山谷及楚地。今处处有之。人家园圃中或种莳。其根所以染紫也。《尔雅》谓之藐,《广雅》谓之茈莫。苗似兰香,茎赤,节青。二月有花,紫白色,秋实白,三月采根阴干,故方稀见使。今医家多用治伤寒时疾,发疮疹不出者,以此作药,使其发出。"所附药图"紫草""单州紫草",为紫草科植物。

《本草纲目》:"此草花紫根紫,可以染紫,故名。"又言:"春社前后采根阴干,其根头有白毛如茸。未花时采,则根色鲜明,花过时采,则根色黯恶。采时以石压扁曝干。"所附药图"紫草"为紫草科植物。

---

①　"茈",音 zi,同紫。《广雅·释草》:"茈莫,茈草也。"王念孙疏证:"茈,与紫同。"

紫草，味苦寒。主心腹邪氣，五疸，補中益氣，利九竅，通水道。一名紫丹，一名紫芙，一名地血。生山谷。

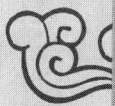

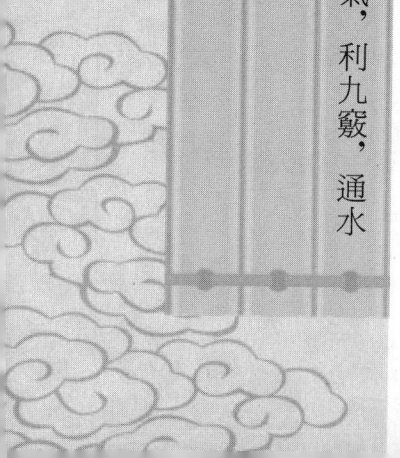

依据上述记载，古今所用紫草品种与入药部位一致，为紫草科植物紫草。现行商品紫草有硬紫草和软紫草之分。明代始又有"滇紫草"，始载于《滇南本草》。建国后又出现新疆所产之"软紫草"，均同等入药。

味苦寒：《本经》言：紫草，性寒，味苦。

全国统编教材《临床中药学》载：紫草，性寒，味苦、辛。归心、肝经。

《中华人民共和国药典》2015 年版一部载：紫草，性寒，味甘、咸。归心、肝经。差异较大。

心腹邪气："心腹"，即指胸腹，范围甚广，指心、肺、肝、胆、脾、胃、胰等疾患。

"邪气"，一是，指人体正气，泛指多种致病因素及病理之损害。二是，指风、寒、暑、湿、燥、火六淫和疫疠之气等。从外侵入人体的致病因素，故又习称"外邪"。

五疸：中医病证名。一般指黄疸、谷疸、酒疸、女劳疸、黑疸。出自《金匮要略》卷中·黄疸病脉证并治第十五。

黄疸，又称黄瘅。身黄、目黄、小便黄是其三大主症。多由感受时邪，或饮食不节，湿热或寒湿内阻中焦，迫使胆汁不循常道所致。《黄帝内经素问》卷五·平人气象论篇第十八："溺黄赤安卧者，黄疸。已食如饥者，胃疸①。面肿曰风。足胫肿曰水。目黄者曰黄疸。"

谷疸："谷"通"穀"。一是，表粮食的总称，故称"五谷"、"百谷"。二是，中医学名词，与"谿"并称，"谷"亦称"大谷"；"谿"亦称"小谿"。均指人之肢体肌肉之间相互接触的缝隙或凹陷部位，为人体经络气血输注出入的处所。

谷疸经典古籍阐释

《黄帝内经素问》卷十五·气血论第五十："内之大会为谷，肉之小会为谿；肉分之间，谿谷之会，以行荣卫，以会大气。"

经文简释：人体较大肌肉的会合之处叫做"谷"，较小肌肉会合处叫做"谿"。肌肉之间，也就是谿谷的会合之处，可以通行荣气和卫气，以会合成宗气。

---

① 胃疸："疸"此处表热。胃疸，胃热之意。由于胃热盛则善消谷，故胃疸之症状为已食如饥。

《金匮要略》卷中·黄疸病脉证并治第十五："风寒相搏，食谷即眩，谷气不消，胃中苦浊，浊气不流，小便不通，阴被其寒，热流膀胱，身体尽黄，名曰谷疸。"又言："谷疸之为病，实热不食，食即眩，心胸不安，久久发黄，为谷疸。茵陈蒿汤主之。"

《黄帝内经素问》卷三·五脏生成篇第十："人有大谷①十二分，小谿②三百五十四名，少十二俞，此皆卫气之所留止，邪气之所客也，针石缘而去之。"王冰注："大经所会，谓之大谷也……小络所会，谓之小谿也。"

经文简释：人体有肩、肘、腕、髋、膝、踝大关节十二处，称之为"大谷"；又有全身骨节，筋肉交接的地方三百五十四处，称之为"小谿"，也就是腧穴。这个穴位数未将（不包括）十二个分布在脊背的脏腑腧穴计称在内。这些大谷和小谿，都是卫气运行所到达而停留的地方。同时又因为他们都是人体空隙之处，所以也是邪气侵袭并停留的地方。因为他们是卫气与邪气共同停留之处，因而也是双方斗争的场所。所以针刺这些部位，可以支持卫气而驱逐病邪。

谷疸，因饮食不节，湿热食滞阻遏中焦所致。症见寒热不食，食之即头眩，胸腹胀满，身目发黄，小便不利等。治宜清化消导。常用方剂为茵陈蒿汤。谷疸丸（《三因极病证方论》卷十方）：苦参三两，龙胆一两，栀子（去皮、炒）半两，人参三分。共为末，以猪胆汁入蜜少许，搜和为丸，梧桐子大。每服五十丸，大麦煮饮送下，日三次，不知，稍加之。

酒疸：亦称谓"酒黄疸"。多因饮酒过度，湿热郁蒸，胆热液泄所致。症见身目发黄，面发赤斑，心中懊憹而热，不能食，时欲吐，名曰酒疸。治宜清利湿热，解酒毒。

女劳疸：黄疸病之一种。多因劳累或房劳过度所致。视见身目发黄，傍晚手足心热而恶寒，额上黑，少腹满急，大便色黑，小便自利等。本病多见于黄疸病后期，肝肾两虚兼瘀浊内阻之证。《金匮要略》卷中·黄疸病脉

---

① 大谷：肉之大会为谷，指分肉之间大的空隙。
② 小谿：肉之小会为谿，指分肉之间大的空隙。

证并治第十五:"额上黑,微汗出,手足中热,薄暮即发,膀胱急,小便自利,名曰女劳疸,腹如水状,不治。"

黑疸:出自《金匮要略》卷中·黄疸病脉证并治第十五:"酒疸下之,久久为黑疸,目青面黑,心中如啖蒜齑①状,大便正黑,皮肤爪之不仁,其脉浮弱,虽黑微黄,故知之。"又言:"膀胱急,少腹满,身尽黄,额上黑,足下热,因作黑疸。"

黑疸,多因疸证经久不愈,肝肾虚衰,瘀浊内阻所致。症见身黄不泽,目青,面额色黑,心中懊憹,肤燥,搔之不觉,大便黑,膀胱急,足下热,脉浮弱;甚则腹胀,如有水状,面浮,脊痛不能正立。治宜扶正、补肝肾为主,攻邪、化瘀浊为辅。常用方剂:硝石矾石散(《金匮要略》方),黑疸丸(《杂病源流犀烛》方),茵陈蒿、瓜蒌根,合滋补肝肾药。

补中益气:这与道家之养生思想有关,不必深究。

九窍:一是指头面部七个孔窍(眼二、耳二、鼻孔二、口)及前后二阴。二是指眼二、耳二、口、舌、喉。(《难经》三十七难)。

通水道:水道,有两种解释。

一是,指水(尿)液通道。通水道,即通利水道小便。"道"引道,疏导。"道"通"导"。陆德明《释文》:"道,木亦作导。"王夫子通释:"道,引道也。"详见车前子"本经要义"之"利水道小便"解,可互参。

二是,指经穴名,出《针灸甲乙经》。属足阳明胃经,位于腹正中线下3寸,旁开2寸处。主治小腹胀痛,小便不利,月经不调,尿路感染等。

药物解读

《中华人民共和国药典》2015年版一部收载:紫草科植物新疆紫草 *Arnebia euchroma*（Royle）Johnst. 紫草 *Lithospermum erythrorhizon* Sieb. et Zucc. 或内蒙紫草 *Arnebia guttata* Bunge 的干燥根。

【性味归经】性寒,味甘、咸,归心、肝经。

【功能主治】清热凉血,活血解毒,透疹消斑。用于治疗血热毒盛,斑疹

---

① 齑:齑,同齏。《释名·释饮食》:"蟹齑,去其匡齑,熟捣之,令如齑也。"毕沅疏证:"匡下齑字衍,据《北堂书钞》《御览》引皆无。"《正字通·艸部》:"齑,同齏。"《西厢记》第五本第三折:"齑盐日月不嫌贫。"

紫黑,麻疹不透,疮疡,湿疹,水火烫伤。

【药材鉴别要点】

软紫草　主产于新疆,质量最好。呈不规则的长圆柱形,多扭曲,长7～20cm,直径1～2.5cm。表面紫红色或紫褐色,皮部疏松,呈条形片状,常10余层重叠,易剥落。顶端有的可见分歧的茎残基。体轻,质松软,易折断,断面不整齐,木部较小,黄白色或黄色。气特异,味微苦、酸、涩。

硬紫草　主产于内蒙古、四川、西藏等省区。呈圆锥形或圆柱形,扭曲,长6～20cm,直径0.5～4cm。根头部略粗大,顶端有残茎1或多个,被短硬毛。表面紫红色或暗紫色,皮部略薄,常数层相叠,易剥离。质硬而脆,易折断,断面较整齐,皮部紫红色,木部较小,黄白色。气特异,味涩。

【饮片鉴别要点】

软紫草　为横切不规则的圆柱形厚片,或条形厚片,直径1～2.5cm,紫红色至紫褐色,皮部深黄色,圆柱形切片,木部较小,黄白色至黄色。气特异,味苦、涩。

硬紫草　为横切不规则圆柱形厚片或呈条形状厚片,有的饮片可见短硬毛,直径0.5～4cm,质硬而脆,紫红色至紫褐色,皮部深紫色,圆柱形厚片,木部较大,黄白色至黄色,气特异,味微苦、涩。

【临床药师、临床医师注意事项】

李时珍言:"紫草,其功长于凉血活血,利大小肠。故痘疹欲出未出,血热毒盛,大便闭涩者宜用之,已出而紫黑便闭者亦可用。若已出而红活,及白陷大便利者,切宜忌之。"

清·张德裕:"紫草,气味苦寒,而色紫入血,故清理血分之热。古以治脏腑之热结,后人则专治痘,兼疗斑疹,皆凉血清热之正旨。杨仁斋以治痈疡之便闭,则凡外疡家血分实热者,皆可用之。且一切血热妄行之实火病,及血痢、血痔、溲血、淋血之气壮邪实者,皆在应用之例。而今人仅以痘家专药,治血热病者,治外疡者,皆不知有此,疏矣。"

医籍论选

紫乃苍赤之间色,紫草色紫,得火气也。苗似兰香,得土气也。火土相生,能资中焦之精汁,而调和其上下,故气味苦寒,主治心腹之邪气。疸者,干也,津液干枯也。五疸者,惊疸、食疸、气疸、筋疸、骨疸也。紫草禀火土之气，滋益三焦，故治小儿之五疳[①]。补中者，补中土也。益气者，益三焦之气也。九窍为水注之气，补中土而益三焦，则如雾如沤如渎，水气环复，故利九窍。

——清·张志聪《本草崇原》

紫草，味苦寒。主心腹邪气，去心腹热邪。五疸，湿热在血中。补中益气，荣家之热清，则中焦和利。利九窍，诸窍不为邪热所闭，通道，心气通于小肠。

紫草色紫而走心，心主血，又其性寒，故能治血家之热。

——清·徐大椿《神农本草经百种录》

---

① 五疳："疳"和"疸"字形相近、极易造成误读误写、误载。据尚志钧考证，合肥版《本草纲目》、姜本《图考长编》作"疳"。张志聪亦将《本经》紫草之"五疸"解读成"疳"。其它各版本均作疸。

"疳"：病证名。又名"疳证""疳积"。泛指小儿因多种慢惊疾病而致形体羸瘦，津液干枯的证候。其主因为：乳食失调，或感染病邪，损伤脾胃。宋代钱乙《小儿药证直诀》·诸疳："疳皆脾胃病，亡津液之所作也。因大病或吐泻后，以药吐下，致脾胃虚弱之津液……"临床上以面黄肌瘦、毛发焦枯、肚大青筋、精神萎靡为主症。其中包括营养不良、慢性消化不良以及多种寄生虫病、小儿结核病等。由于疳的病因复杂，症状表现不一，故历代医家对其分类亦较繁杂。以五脏分类及病因病机命名的有心疳、肝疳、脾疳、肺疳、肾疳、痨疳、蛔疳等；以症状命名的有疳热、疳渴、疳泻、疳痢、疳肿胀等；以病变部位命名的有脑疳、眼疳、口疳、牙疳、脊疳、鼻疳等。钱乙分为：肝疳、心疳、脾疳、肾疳、筋疳、肺疳、骨疳等。

五疳，即按五脏分类命名的疳症。又名"五脏疳"，即心疳、肺疳、肝疳、脾疳、肾疳。